EMAGRECER
TAMBÉM É MARKETING

EMAGRECER
TAMBÉM É MARKETING

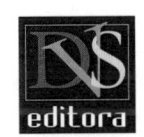

DVS Editora Ltda.
Al. dos Tacaúnas, 694
Planalto Paulista - São Paulo - SP
CEP 04068-021
Tel.: (0xx11) 5584-0314
www.dvseditora.com.br

Emagrecer Também é Marketing
Copyright© 2002 DVS Editora Ltda.

Todos os direitos para a língua portuguesa reservados pela DVS Editora.

Nenhuma parte dessa publicação poderá ser reproduzida, guardada pelo sistema "retrieval" ou transmitida de qualquer modo ou por qualquer outro meio, seja este eletrônico, mecânico, de fotocópia, de gravação, ou outros, sem prévia autorização, por escrito, da editora.

Produção Gráfica e Fotolitos: Spazio Publicidade e Propaganda
Direção: Danilo Tanese
Revisão: Daniele Roldan
Diagramação: Jean Monteiro Barbosa
Design da Capa: Denis Scorsato

Para contato com o autor
e-mail: ruibianchi@uol.com.br
tel.: (0xx19) 524.4476

Dados Internacionais de Catalogação na Publicação (CIP)
(Câmara Brasileira do Livro, SP, Brasil)

```
    Bianchi, José Rui.
      Emagrecer também é marketing : como chegar
    ao emagrecimento definitivo / José Rui Bianchi.
    -- São Paulo : DVS Editora, 2002.


      Bibliografia

      1. Emagrecimento   2. Exercícios físicos
      3. Obesidade   4. Qualidade de vida
      I. Título

96-1066                                    CDD-613.5
```

Índices para catálogo sistemático:

1. Emagrecimento : Qualidade de vida : Higiene   613.35

Sumário

Agradecimentos — 9

Prefácio — 11

Apresentação — 13

Reflexões — 17

Qualidade Total – Conceitos — 23

Obesidade — 27

Consciência do Corpo — 33

Marketing e Tendências — 35

Querer Emagrecer — 37

Nutrição e Alimentação — 41

Cronobiologia — 47

Leis da Alimentação — 49

Um Toque a Mais no Obeso — 53

Grupos de Apoio — 55

PDCA - Ferramenta da Qualidade Total — 57

SPA — 63

Saindo do SPA — 65

Marketing Pessoal – O Resultado — 67

Estratégias de Marketing para Bares, Restaurantes e Congêneres — 71

Meu Caso _____ 75

Adoçantes _____ 79

Tratamento da Obesidade _____ 83

Funções das Gorduras – Lipídios _____ 91

O Valor das Fibras na Prisão de Ventre _____ 93

Emagrecimento Definitivo _____ 97

Dicas Úteis _____ 99

Faça seu PDCA – Roteiro _____ 103

Tabela de Calorias _____ 107

Gastos Calóricos por Atividade _____ 119

Conclusão _____ 123

Bibliografia _____ 125

Agradecimentos

Neste meu primeiro livro, confesso que senti dificuldade para redigir esta página, pois agradecer a todos os meus colaboradores, incentivadores do meu regime e deste trabalho seria praticamente impossível.

Algumas pessoas, entretanto, merecem destaque:

Meus pais, que me geraram, possibilitando-me a existência.

Minha esposa Sônia, pela dedicação no preparo de minha dieta e pelo auxílio no trabalho de pesquisa.

Meus filhos Renato e Daniel, razão de meu batalhar constante, desde que nasceram, no intuito de oferecer-lhes um futuro promissor.

Meus companheiros de aula e professores da E.S.P.M., pelo incentivo, apoio e idéias.

Dr. Mauro Tadeu Moura e sua equipe, pela revisão técnica e cujas sugestões valorizaram demais o trabalho.

Finalmente:

Prof.ª Maria de Lourdes Zanardi, pela adequação de meus manuscritos, pelas ponderações coerentes e oportunas, enriquecendo o trabalho.

"Fessora", como a chamo carinhosamente há muitos anos, obrigado!

Continuaremos juntos em outras oportunidades.

Prefácio

Declinar da honra de prefaciar este livro seria remar contra a maré.

Quem conhece o dr. José Rui Bianchi sabe da impossibilidade de derrotar-lhe os argumentos.

Assim, nos dispusemos a ressaltar o valor, a utilidade, os fins nobres de "Emagrecer Também é Marketing".

O autor viveu a experiência descrita, sentiu-lhe as dificuldades e os benefícios, não os guardando egoisticamente para si.

Criatura humana de incrível sensibilidade, todo coração latejante pelo bem do próximo, o dr. José Rui descreve, passo a passo, a difícil caminhada para fugir dos riscos da obesidade, mas também relata o êxito alcançado.

Este não é um Manual para Regime. Sua finalidade é orientar o obeso, com real vontade de emagrecer, nos procedimentos a seguir na alimentação, na prática de exercícios físicos e mostrar-lhes as transformações por que passará até o emagrecimento, para o qual há técnicas específicas, "ferramentas" adequadas, Grupos de Apoio, SPA e, fundamentalmente, **vontade**.

Mostra as vantagens pessoais do ex-obeso em sua vida familiar, social, profissional, emocional, sexual.

O leitor atento concluirá que, de fato, emagrecer também é marketing.

O indivíduo tomará consciência do seu corpo e aprenderá a mantê-lo "em forma" para obtenção não apenas da Qualidade de Vida, como também do triunfo pessoal.

Nestas páginas, os gordos descobrirão a vitória da força de vontade e, na certa, procurarão imitar o autor em busca de vida melhor, mais saudável, conseqüentemente, mais feliz. Se atentarmos bem para seu conteúdo, concluiremos ser ele válido até para os não-gordos, pois as orientações nele contidas, a tabela de calorias, a alimentação adequada, a prática de exercícios físicos servirão de norma para os obesos emagrecerem e os magros não engordarem.

O valor maior aqui expresso é o fato de o próprio autor servir de exemplo, estimulando os gordos a seguirem uma dieta saudável em favor de si mesmos, sempre com orientação médica.

Como estimular um obeso a decidir-se pelo regime, as estratégias de marketing para restaurantes e congêneres, o conhecimento dos adoçantes em substituição ao açúcar, informações sobre os vários tratamentos existentes, o emprego do PDCA – A Ferramenta da Qualidade Total, tudo o leitor encontrará aqui, numa contribuição imensa para seu bem-estar.

O dr. José Rui Bianchi triunfou nessa batalha e temos plena convicção de que triunfará em outras, porque é um vencedor nato.

Os que souberem se aproveitar dessa leitura haverão de reconhecer que a lição é válida e merece uma legião de seguidores.

Maria de Lourdes Zanardi

Apresentação

Todas as técnicas e teorias de emagrecimento dão certo e têm seus fundamentos, só não posso afirmar que todas são saudáveis. Minha proposta é saudável e natural. Trata-se de alimentar-se corretamente, praticar exercícios físicos e uma vez tendo emagrecido, continuar a prática para a vida toda.

Emagrecer não é milagre, é comer adequadamente e movimentar o corpo de modo a gastar mais calorias do que se ingere.

Para o emagrecimento é necessário trabalhar a mente de maneira que ela aceite o compromisso de mudar aquilo que é conhecido e está confortável há um certo tempo.

Da mesma forma, desde criança aprendemos as experiências do dia-a-dia com quem nos educa e dependendo do jeito que foi falado, cada inconsciente faz das palavras e sentenças ouvidas as suas próprias palavras e sentenças. Exemplo: Se o pai de uma criança fala que "**na sua casa come-se bem**", a criança pode entender que "**comer bem é comer bastante**", e forma um padrão mental de comer bastante e sempre, porque para o inconsciente não existe passado e futuro. O passado e o futuro se unem no presente.

A conseqüência do comportamento induzido por essa crença é engordar. Nós vivemos em conformidade com o que acreditamos e firmamos como verdade, mesmo que não seja para os outros.

Uma reestruturação interior necessita que se instalem padrões de pensamentos positivos, com plena consciência e conhecimento no que se está fazendo no momento presente.

Logicamente que isso é influenciado pela predisposição genética de um metabolismo lento ou acelerado, sofre influências do próprio ser, de outros comportamentos familiares, estilo de vida sedentário ou ativo, enfim, uma porção de fatores ligados à obesidade.

A metafísica da saúde contribui com seus ensinamentos quando diz que a natureza é sábia e que para toda ação há sempre uma causa, mesmo que não consigamos alcançar esse porquê. Isso quer dizer que se alguma coisa na sua vida não está a seu contento é porque você não está fazendo uso adequado de seus poderes naturais.

Acatar a consciência metafísica é ser responsável, reconhecer os próprios sentimentos e assumir o direito de escolha. Ela é o resultado da interação entre o interno e o externo.

A mente é constituída do consciente e do inconsciente.

O consciente estabelece o senso de realidade, aceita como real ou irreal qualquer fato. Ele interage no mundo externo.

O inconsciente, de difícil acesso, pode manifestar seus conteúdos armazenados com experiências do passado para o mundo consciente no presente. Ele não interpreta nada, e sim, aceita o que nele for instalado. Qualquer estrutura mental instalada nele, seja negativa ou positiva, poderá ser modificada a qualquer momento. Para que isso ocorra é necessário não valorizar o velho padrão. É preciso querer e adotar novos significados para nossos conceitos interiores acreditando na própria capacidade e repetir bastante o novo padrão, o que na neurolinguística costumamos chamar de ressignificação.

Uma das formas de se conseguir isso no emagrecimento é **aceitar** o corpo que tem, fazendo assim, a estrutura mental de um corpo feio **perder** sua importância. O que é desprezado perde o valor e essa energia pode ser aproveitada para outras ações.

As alterações metabólicas têm sua origem nos pensamentos. O inconsciente é preguiçoso e tentará de todo jeito inibir os pensamentos que mudarão os padrões já estabelecidos. Para mudá-los é preciso muita **repetição**, um forte componente emocional e **acreditar** no resultado conscientemente. Se você acha que estará realizando o que é melhor para você, o inconsciente acabará aceitando.

É importante ressaltar que o seu melhor só é reconhecido pelo seu inconsciente pelas experiências **vivificadas** realmente. Só pensar não adianta, é preciso **executar** alguma coisa.

Por outro lado, algumas pessoas não conseguem fluir na vida porque estão presas ao passado por ressentimentos, mágoas, medos, culpa, raiva e, às vezes, até com desejos de vingança. Isso, na maioria das vezes, vêm de uma **recusa** inconsciente de **perdoar** a quem lhe causou o sentimento ruim, ou até mesmo uma recusa de **perdoar a si mesmo**. O amor é a melhor resposta para esse tipo de desprendimento e o **perdão** é o caminho que leva ao amor. Perdoar dissolve o mau sentimento e desprende também a gordura que está em excesso no corpo.

O perdão só será aceito se você conseguir essa conexão entre consciente e inconsciente e tiver certeza que deu certo e que foi benéfico para todos.

Enfim, os nossos estados são manifestações de conflitos interiores. Antes de estarmos obesos estamos com problemas emocionais tais como ansiedade, medo, depressão, culpa etc., nos avisando que nossa atuação na vida está inadequada frente à nossa maneira de ser.

Para emagrecer é necessária uma ressignificação interior e estabelecer uma nova harmonia que seja aceita pelo inconsciente, de acordo com os novos conhecimentos. É admitir o fato de não estar encarando a situação da forma como foi aceita pelo inconsciente no passado e partir para uma nova atitude.

Estas são as razões do presente trabalho. Oferecer conhecimentos para as pessoas e presenteá-las com métodos eficazes para conseguirem mudar suas atitudes frente ao emagrecimento.

O CD que acompanha o livro ajudará de forma eficaz nessa mudança, através de exercícios práticos e da comodidade ao se adquirir conhecimentos pela audição. Cabe ao leitor colocar em prática os ensinamentos.

Desejo-lhe um bom emagracimento e muito sucesso!

O Autor

Reflexões

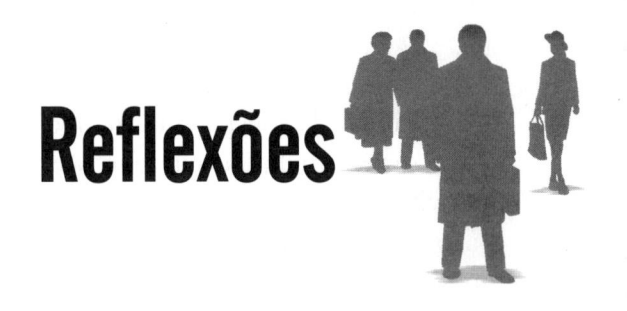

"A maior revolução de nossos tempos é a descoberta de que, ao mudar as atitudes internas de suas mentes, os seres humanos podem mudar os aspectos externos de suas vidas."

William James

Na abertura deste livro decidimos fazer uma ligeira incursão filosófica e psicológica sobre alguns aspectos importantes que envolvem os seres vivos e, por isso, merecem reflexão.

Tempo - É a sucessão dos anos, dos dias, das horas etc., que envolve, para o homem, a noção de presente, passado e futuro.

Sabe-se que 70% das pessoas, em seu modo de viver, se prendem ao passado que lhes traz sentimentos de culpa. Isso acontece porque o tempo é um fenômeno irrecuperável; o que não se faz no seu devido tempo não dá mais para ser realizado.

O pai que não afagou no colo o filho, quando criança, não poderá fazê-lo depois.

Com o mesmo raciocínio, 25% das pessoas vivem no futuro, que lhes trazem sentimentos de ansiedade, medo ou as fazem mergulhar em sonhos. Apenas 5% vivem no presente. Portanto, nessa breve análise do tempo, entendemos que se deve viver intensamente o presente, para evitar culpas, ansiedades, medos e sonhos, pois tempo é vida.

Vida – É o espaço de tempo decorrente entre o momento em que o ser é gerado até sua morte. Em se tratando do ser humano, este não vive e, sim, convive, pois é essencialmente dependente de outros. Basta observar: uma criança, ao nascer, tem que ser criada por outros a fim de garantir sua sobrevivência.

Ações – Vamos comentar as ações de comportamento das pessoas em relação ao tempo e à vida.

- ▶ **Ação preditiva** (durabilidade) – É sabido que os homens têm uma constituição biológica para durar 110 anos e as mulheres, 120, desde que sejam bem gerados e bem desenvolvidos. Lembramos que a mulher, biologicamente, é mais resistente que o homem. Como prova, observamos ser a quantidade de viúvas maior que a de viúvos. Atualmente, a expectativa de vida média está entre 70 e 80 anos de idade, com propensão a aumentar.
- ▶ **Ação preventiva** (prevenção) – Para se atingir essa idade média e querer elevá-la até os 120 anos de idade, é necessário agir preventivamente em todos os sentidos, ou seja, melhorar nossa Qualidade de Vida.
- ▶ **Ação curativa** (tratamento) – esta fica um tanto prejudicada, pois nem sempre se consegue curar certas doenças ou agir curativamente no tempo em virtude de se recorrer muito tarde ao tratamento.

Emoções – São estados de excitação física e psíquica. Há uma mobilização do corpo e da mente e, por conseguinte, uma alteração de todo o ser.

As emoções podem ser divididas em:

- ▶ **Elementares ou primitivas** – são espontâneas, sem necessidade de aprendizagem prévia. Entre elas citaremos: cólera, alegria, tristeza, agressão, paixão, prazer, medo e fuga.
- ▶ **Secundárias ou complexas** – são frutos de experiência social e sua aprendizagem, tais como: emoções estéticas, religiosas, amorosas, familiares, intelectuais etc.

Dentre as emoções, descreveremos algumas, que vão nos interessar.

- **Prazer** – É ter satisfeita uma necessidade mais ou menos profunda em nós. Essa necessidade pode ser de qualquer natureza: fisiológica, social, de prestígio, de consideração, amor etc. Também quando ocorre aumento de poder em nós, cresce o prazer.
  Uma vez conseguido o prazer, ele se transforma numa recordação afetiva agradável e calma, que ajuda a manter o equilíbrio emocional.
- **Alegria** – Sensação de que nosso poder cresce em qualquer domínio ou aspecto. Resulta do acréscimo do poder em nós.
- **Tristeza** – A tristeza caracteriza-se pela falta de alegria. Ela provoca depressão, um ódio de si próprio, sensação de inutilidade, perda de prazer, tornando a vida amarga e dolorosa.
- **Paixão** – Forma extrema de emoção. Apesar de muitas vezes ser apenas momentânea, é importante para nos dar certas determinações.
- **Medo -** Despertado por situações que ameaçam nossa integridade física ou moral. Prende-se à necessidade fundamental da conservação da pessoa.

As quatro principais emoções: ódio, medo, alegria e tristeza (melancolia) determinam os temperamentos **colérico, fleumático, sanguíneo e melancólico**.

Em meu consultório tenho notado a diferença entre esses temperamentos quanto ao emagrecimento. O **colérico** e o **sanguíneo** são muito mais fáceis para emagrecer.

Maturidade emocional – O indivíduo emocionalmente maduro é aquele que tem relativo domínio de suas emoções. Manifesta-se como:
- Aceitação de si mesmo – aceitar suas limitações.
- Respeito ao próximo – não explorar ninguém.
- Aceitação da responsabilidade – ser responsável.
- Confiança em si mesmo – só os inseguros se preocupam com a ascensão dos outros.
- Paciência – é preciso refletir para encontrar soluções adequadas.

- Capacidade de recuperar o ânimo – não lamentar o passado. Suportar o sofrimento.
- Senso de proporção entre serviço e lazer – saber dosar os dois.
- Objetivismo – agir com imparcialidade.
- Senso de humor – ver os problemas sob vários ângulos e desconcentrar-se de seus aspectos angustiantes.

Qualidades de uma pessoa com verdadeiro senso de humor:
- Flexibilidade – Disposição para examinar cada caso em todas as suas implicações e detalhes.
- Agilidade Mental – Saber passar de um tipo de pensamento para outro, conforme as circunstâncias.
- Anticonvencialismo – Liberdade interior para julgar sem preconceitos todos os valores de sua época e do ambiente que o cerca.
- Argúcia – Sutileza de raciocínio que leva à recusa em aceitar que todos sejam o que, em princípio, aparentam ser.
- Espírito esportivo – Aceitação da vida como um jogo tragicômico que ninguém vence, mas do qual é divertido participar.
- Humanidade – Saber confessar-se pequeno para si mesmo, capacidade de reconhecer que sempre sabemos muito pouco.

Metabolismo – É o conjunto de processos químicos no qual o alimento é submetido após ser introduzido no organismo. Esse processo envolve as etapas de digestão, absorção e excreção.

Compulsão – É uma tendência à repetição. É quando a pessoa não tem escolha, sente a vontade e produz o ato. É obrigada a fazer aquilo e repetir. Ex.: comer três bombons todos os dias. Comer um só não é suficiente.

Hipotálamo – Uma das áreas mais importantes do encéfalo, controla a vida vegetativa do organismo através de funções de abastecimento do sistema endócrino (que regula a liberação de hormônios) e processa inúmeras informações necessárias à constância do meio corporal interno, coordenando, por exemplo, a pressão arterial, freqüência cardíaca, temperatura corporal (sede), fome, apetite, saciedade, desejo sexual, o relógio biológico etc.

Poderíamos comparar o hipotálamo a um posto de gasolina: regula o abastecimento de hormônios do corpo (crescimento, insulina, glucocorticóides, da tireóide, adrenalina, testosterona, estrógenos etc.) e a uma central de CPD. Ele é um centro de convergência de informações relacionadas com o bem-estar do organismo.

Pela razão do hipotálamo ser composto de vários núcleos e de várias áreas principais superpostas e mal delimitadas umas das outras, algumas reações podem ser confundidas. Exemplo: às vezes a pessoa sente sensação de fome, mas na realidade está com sede e se beber água ficará satisfeita. O mesmo pode ocorrer com o desejo sexual, se ingerirmos algum alimento, aquele desejo poderá desaparecer.

Quando uma pessoa se alimenta por fome ou apetite, a distensão do estômago e do tubo digestivo libera uma substância que estimula o nervo vago avisando o hipotálamo que aquele volume de alimento já é suficiente (saciedade). Se isto não ocorresse, a pessoa não pararia de comer.

O alimentar-se também pode estar relacionado com reduções de outras ansiedades, que levam a comer demais, mesmo não sendo para satisfazer a uma necessidade orgânica.

Fome – É a necessidade de alimentar-se para atender às exigências do próprio organismo; é controlada pelo sistema nervoso. Um indivíduo com fome pode ficar inquieto e nervoso, desenvolvendo um estado de hiperexcitabilidade.

Apetite – Às vezes é confundido com a fome, porém, apetite significa o desejo por alimentos e, freqüentemente, representa o desejo específico de certos alimentos. Mesmo sem fome, ou seja, sem a necessidade do organismo, o indivíduo ingere alimentos e, muitas vezes, em demasia.

Outra consideração é a análise do significado da palavra **comer**. O principal consiste em introduzir alimentos no estômago, pela boca, mastigando-os e engolindo-os; o significado chulo: possuir sexualmente, copular com. Notar que a relação entre alimentar-se e possuir sexualmente está muito próxima. A falta de uma pode impelir a outra, para reduzir suas tensões emocionais.

Saciedade – É o contrário da fome. É a sensação de não se precisar mais ingerir alimentos. A razão de se comer devagar é justamente para os centros nervosos completarem os mecanismos da saciedade da ingestão de alimentos.

Outros exemplos seriam o fumar e o beber. Em determinados casos, fuma-se ou ingerem-se bebidas alcoólicas para se reduzirem tensões emocionais.

Celulite – É a inflamação das células, causada pelo excesso de substâncias nocivas que se acumulam pela retenção de água, sais, gorduras e toxinas que se instalam no tecido conjuntivo e formam uma espécie de gelatina, destruindo ou deformando as próprias células.

Gostaríamos que estas considerações estivessem consolidadas na mente dos leitores para auxiliarem no entendimento dos conceitos de Qualidade Total do ser humano, possibilitando-lhe melhor qualidade de vida.

Qualidade Total
CONCEITOS

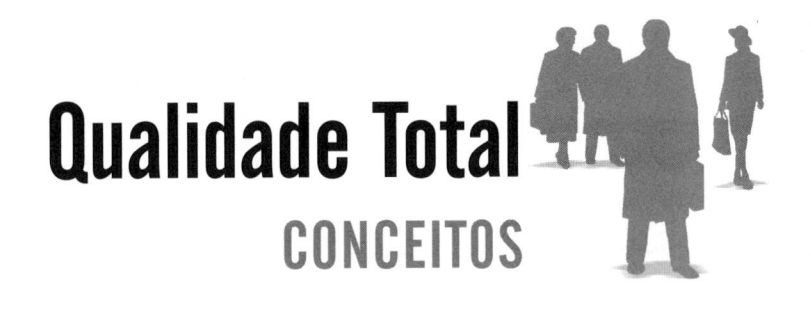

Neste mundo de aceleradas mudanças, a Qualidade, sob todos os aspectos, tem papel de suma importância; dela depende o desempenho, desde uma célula, até um planeta.

Assim, vemos que empresas, para manterem sua competitividade no mercado, estão implementando processos de Qualidade Total ou outras técnicas gerenciais modernas associadas ou não a ela.

Sabemos, também, que nenhuma técnica ou tecnologia, por mais moderna e adaptada, substituirá o ser humano; poderá, no máximo, complementá-lo. Substituí-lo, nunca!

Não duvidamos de que uma empresa, um agrupamento de pessoas, uma família ou mesmo o Planeta dependem, em primeiro lugar, da qualidade de cada indivíduo. É a essa individualidade que pretendemos nos ater. Mesmo que, num futuro bem próximo, a tecnologia descubra a cura de doenças até agora insolúveis, ou chegue a substituir os genes defeituosos dos genitores por outros normais, antes de gerar uma criança, além de outros avanços, desejamos enfatizar desde já a Qualidade de Vida do ser humano.

Conceituar Qualidade é algo muito difícil por não existir uma definição que nos satisfaça por completo. Para tanto, fomos buscar nas palavras de Hector Rafael Lisondo, consultor, que diz: "Qualidade é a relação do homem com o mundo", ou melhor: pode-se atingir a Qualidade em função de seu próprio comportamento em relação a tudo o que se faz.

Em termos empresariais, a Qualidade é centrada no cliente. Em nosso caso, os clientes são as pessoas que interagem conosco, independentemente da forma e do modo. Ela tem por objetivo a busca da melhoria contínua e progressiva.

Num relacionamento interpessoal, para se ter Qualidade de Vida, é necessário que as pessoas envolvidas possuam boa saúde, em todos os aspectos.

A maior causa da mortalidade do homem na época atual é provocada por ele mesmo, ou seja, pela não observação de uma conduta correta de vida, fugindo dos exercícios físicos, praticando exageradamente erros e excessos alimentares, agredindo seu organismo com fumo, álcool e outros tóxicos e não cuidando de seu bem-estar emocional.

A atividade física é um dos fatores mais importantes para se levar uma vida saudável. Através dela mantemos o trofismo dos músculos, o sistema ósteo-muscular, a "bomba venosa" das pernas, que ajuda a trazer o sangue para o coração, quando se movimentam os membros inferiores. Os exercícios devem fazer parte de suas horas de lazer pelo menos três vezes por semana, durante, no mínimo, vinte minutos, pois ajudarão a evitar o acúmulo de colesterol na circulação sangüínea, contribuindo para diminuir o risco de doenças cardíacas. Os exercícios também auxiliam no relaxamento da musculatura e, conseqüentemente, diminuem o estresse mental. De acordo com a idade de cada um, a escolha da prática correta de um esporte amplia a comunicação entre as pessoas, possibilitando-lhes a oportunidade de fazerem novos amigos. Além disso, potencializa a energia física, deixando as pessoas animadas até o final do dia.

Não nos esqueçamos de que muitos fazem do esporte sua profissão e vivem disso, alcançando grande sucesso pessoal.

Quanto ao enfoque dos erros e excessos alimentares, objetivo principal deste livro, começamos por dizer que a alimentação é o instinto básico do ser humano e o mais importante na escala da personalidade, pois, sem nutrição, ninguém jamais viverá. Portanto, essa relação com o mundo exterior deverá ser a mais saudável.

Para se conseguir boa Qualidade de Vida, é necessário alimentação adequada em todos os sentidos, visto nosso organismo necessitar de proteínas, carboidratos, gorduras, vitaminas e sais minerais de maneira balanceada e, ao mesmo tempo, agradável ao nosso paladar.

Hoje, com o avanço tecnológico, conseguimos informações sobre todos os alimentos e todas as suas propriedades de modo a podermos escolher o que comer, sabendo a composição do alimento e a quantidade de calorias que fornecerá ao ser ingerido.

Infelizmente, em nosso país não aprendemos a nos alimentar adequadamente. Somos vítimas de um consumismo alimentar desenfreado e altamente prejudicial à saúde e, o que é pior, não praticamos uma mastigação saudável.

Alimentar-se com qualidade é sinônimo de prevenção à muitas doenças. Eis alguns exemplos de patologias decorrentes de má alimentação:

- excesso de gorduras: doenças cardiovasculares;
- excesso de proteínas: precipita um caso agudo de gota (pelo acúmulo de ácido úrico no sangue);
- excesso de açúcares: descompensação na utilização da insulina, acúmulo de triglicérides;
- excesso de álcool: doenças do fígado (hepatite alcoólica, cirrose), gastrointestinais e do sistema nervoso;
- excesso de condimentos: gastrite, cistites e hemorróidas;
- excesso de alimentos: obesidade, gordura no fígado e hipertensão arterial.

As doenças do sistema cardiovascular são as principais causas de morte e a gordura (colesterol e triglicérides) é um dos fatores de risco responsável por grande parte dessas doenças.

A agressão ao organismo por fumo, álcool e drogas também prejudica a saúde, afetando vários órgãos.

Finalmente, o estado psicológico, ou seja, a vida afetiva ou emocional tem muito valor nessa integração da pessoa com o mundo.

Segundo o prof. Mário Rigatto, ser humano pleno é ser humano apaixonado. Ele vai mais além quando afirma que o cérebro é que proporciona avanços tecnológicos, mas um cérebro que ama é que dá paixão, afeição, carinho e fé. É através do amor dado aos outros que se consegue evoluir. Reconhecemos ser muito difícil doar todo nosso amor. Na escala dos sentimentos, da *Teoria da Personalidade*, de Augusto Comte (1850), revisada por Aníbal Silveira, o amor aos menos favorecidos (bondade) é o mais difícil de ser alcançado. E notamos que, ultimamente, as pessoas não dão amor nem a si mesmas. É lógico que fica comprometida a convivência.

É necessário despertar em cada um a auto-confiança, o auto-respeito, pois eles significam fé em si mesmo e relacionamentos saudáveis e duradouros.

Como afirma Ichak Adizes: "O sucesso vem de dentro, em função de quem você é, e não do que você tem. Certamente, o que você tem é resultado do que você é, ao passo que, quem você é, não é resultado do que você tem".

Concluindo: para viver com **Qualidade** é necessário termos uma atividade física compatível com idade e aptidão física, evitar **erros e exageros alimentares**, não agredir o organismo com **drogas, álcool, tóxicos e tabagismo**, procurar desenvolver uma vida afetiva plena, com muito **amor**. Devemos buscar tal objetivo para alcançarmos o melhor desempenho em nossa curta passagem por este mundo.

Obesidade

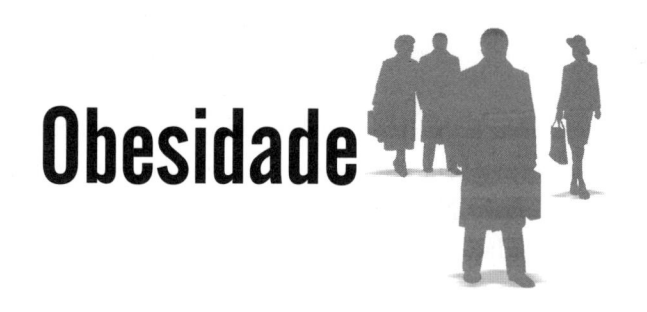

Nota-se que, na era em que vivemos, é grande a tendência para o redondo, o abaulado, o roliço, a circunferência.

Nosso planeta é uma bola: o globo terrestre. Seus movimentos são: um, em torno de seu eixo (rotação); outro, circular (translação).

Quase tudo anda sobre rodas: automóveis, caminhões, bicicletas e outros veículos. Os que não andam sobre rodas usam turbinas ou motores girando em torno de um eixo (aviões e navios).

Os veículos automotivos têm formas arredondadas, assim também, móveis, edifícios, casas, relógios e tantos outros objetos.

Grande número de esportes sofre a mesma influência. Quantos se utilizam da bola: futebol, basquetebol, futebol de salão, tênis, golfe, tênis de mesa, handebol, basebol, voleibol e outros mais.

O formato roliço também impera nos objetos.

Em muito, muito mais está presente a bola, o arredondado, o roliço, o circular, a circunferência, o elíptico.

Por que o ser humano não haveria também de possuir essa tendência? Tudo caminha para isso. Diríamos que a obesidade também é uma das preocupantes tendências do futuro.

A quantidade de mulheres obesas é maior que a dos homens e cada vez mais crescente. As estatísticas mundiais apontam essa tendência.

Uma pesquisa, que durou dezesseis anos, feita por Joan Manson, da Faculdade de Medicina de Harvard, concluiu que ser muito magro é tão prejudicial à saúde quanto ser muito gordo. A pesquisa realizada pelo Nurse's Health Study acompanhou 115.195 enfermeiras de meia-idade e constatou que entre as não-fumantes, as com maior risco de morrer foram aquelas com peso 15% menor em relação às de peso médio. De acordo com o estudo, o risco de morte aumentou a cada quilo a mais. Os dados mostraram que o peso corporal é um importante fator de mortalidade entre as mulheres de meia-idade.

Nas considerações sobre obesidade diríamos também que ela pode estar associada a várias doenças como pressão alta, diabetes, doenças da vesícula biliar, gota, doenças cardíacas, erisipela, micose, queda de cabelos, torções, varizes, trombose, acne, dor nas costas, estrias, ronco, hérnias, vertigem, apnéia, pele escura nas axilas, virilha e outras áreas onde têm dobras.

Nos obesos, há aumento da incidência de certos tipos de câncer e um risco especial durante a gravidez e em pacientes cirúrgicos.

A obesidade relaciona-se à origem, provavelmente genética e induzida por vários genes (herança poligênica), acrescida de fatores ambientais, comportamentais e sociais. A influência genética torna-se evidente logo nos primeiros anos de vida, segundo o prof. Geraldo Medeiros Neto, da Faculdade de Medicina da USP.

Concluímos, então, que por indução genética, o tecido adiposo do organismo é constituído pelas células gordurosas (adipócitos), que já se formam na infância. Dependendo de sua quantidade ou da hipertrofia dessas células, resultará ou não excesso de gordura.

A obesidade não tem uma só causa, ela é multifatorial:
- ▶ erros de comportamento – vida sedentária, alimentação rápida;
- ▶ erros nutricionais – vícios alimentares familiares, alimentação inadequada e não balanceada em relação às calorias e à quantidade e qualidade dos alimentos;
- ▶ problemas psicológicos – ansiedade, culpas e estresse, levando à perda do auto-controle;
- ▶ fatores genéticos – podem determinar vários problemas, entre eles, no metabolismo.

Excluindo os fatores genéticos determinantes de patologias específicas, as outras três causas podem ser combatidas, pois a obesidade surge de um resultado matemático entre a quantidade de calorias ingeridas através dos alimentos e as calorias consumidas pelo organismo, para satisfazer às exigências do mesmo.

Entende-se por "caloria", a unidade de medida da energia contida nos alimentos. Ela corresponde à quantidade de calor necessária para elevar de um grau centígrado a temperatura de uma grama de água.

Está claro que, se ingerimos mais calorias do que o organismo vai consumir, de acordo com suas atividades, haverá retenção do excesso, que se transformará em gordura e, conseqüentemente, ganho de peso.

Para se ter uma idéia, os grupos de alimentos com suas respectivas quantidades de calorias são:

- carboidratos – cada grama fornece 4 calorias;
- proteínas – cada grama fornece 4 calorias;
- gorduras – cada grama fornece 9 calorias;
- álcool – cada grama fornece 7 calorias.

Especialistas no assunto afirmam que cada 7 mil calorias de **excesso** equivalem a cerca de 800 gramas de gordura a mais em pessoas entre 20 e 40 anos e que estejam com o peso certo em relação à altura.

Tomemos o exemplo de uma pessoa adulta com 30 anos. Ela necessitará, em média, de 25 a 30 calorias por quilo de peso ao dia. Se tiver 70 quilos, então precisará de 1.750 a 2.100 calorias por dia, dependendo de sua atividade diária. Caso ingira uma base de 2.800 calorias diárias, haverá um excesso de 700 calorias por dia; logo, em 10 dias, terá acumulado 7 mil calorias que correspondem a 800 gramas. A cada dez dias, engordará aproximadamente 800 gramas se mantiver essa dieta.

Portanto, não temos dúvida nenhuma de que, para evitar o acúmulo de excessos de calorias, há a necessidade de se controlar a quantidade de calorias ingeridas em relação às necessidades diárias.

Daí advém as perguntas: cerveja engorda? Mamão engorda? Vinho engorda?

Ora, é só você somar as quantidades calóricas de cada alimento e confrontar com as suas necessidades. Caso a soma ultrapasse as necessidades, então haverá acúmulo de peso.

Com o intuito de auxiliar e dar uma idéia das necessidades calóricas de uma pessoa, indicaremos, de maneira bem simplificada, quantas calorias são necessárias diariamente a cada um.

Essas necessidades dependem do peso da pessoa e da sua atividade física. Para melhor entendimento, dividiremos assim:

1. **Pessoas com vida sedentária:** são as que não fazem atividade física alguma e seu trabalho não exige esforço físico. Ex.: quem trabalha em escritório, só anda de carro e não pratica esporte algum.

2. **Pessoas com vida semi-sedentária:** são aquelas que tem um trabalho sedentário e praticam atividades físicas moderadas ou, em seu trabalho, empregam esforço físico também moderado e não praticam exercícios programados. Ex.: um engenheiro civil que visita muito as suas obras, anda bastante, assim como um eletricista e muitos outros.

3. **Pessoas com vida ativa:** pessoas cujo trabalho exige grande esforço físico ou atletas. Ex.: um servente de pedreiro, um jogador de basquete etc.

Categoria 1 – 25 calorias por quilo ao dia;
Categoria 2 – 35 calorias por quilo ao dia;
Categoria 3 – 45 calorias por quilo ao dia.

Se tomarmos o exemplo de uma pessoa de 80 quilos nas três categorias teremos:

Categoria 1 – 80 kg x 25 cal. = 2.000/dia;
Categoria 2 – 80 kg x 35 cal. = 2.800/dia;
Categoria 3 – 80 kg x 45 cal. = 3.600/dia.

Esta regra prática poderá auxiliar as pessoas a calcularem sua necessidade diária de calorias e adequar a dieta, lembrando-se da Matemática:
- ▶ quantidade de calorias ingeridas menor que a necessidade – **emagrece**.
- ▶ quantidade de calorias ingeridas igual à necessidade – **mantém**.
- ▶ quantidade de calorias ingeridas maior que a necessidade - **engorda**.

Consciência do Corpo

Dentro da qualidade de vida, há o "bem-estar emocional". Esse "bem-estar emocional" se refere a tudo: é estar de bem com o mundo, mas principalmente, consigo mesmo.

É olhar no espelho e ver alguém legal, radiante, belo tipo, como Jô Soares que diz: "Eu sou o gordo mais magro do Brasil".

Se você está satisfeito com seu corpo, seja ele gordo ou não, tudo bem. Mas, se você é feliz com seu corpo gordo, porém a obesidade vem lhe causando risco de vida, então é preciso agir, para deixar tudo bem.

Você pode estar contente com seu corpo obeso, entretanto, com taxa de colesterol alta, problemas de coluna, possível hérnia de hiato (passagem de uma porção do estômago para a cavidade torácica, através do hiato esofágico do diafragma e que causa pirose, regurgitação, eructação e dor), edema nas pernas, cansaço fácil, dificuldade para deambular, falta de ar, hipertensão arterial e outros sintomas ou sinais; conseqüentemente, não está vivendo bem e, sim, sujeito a um possível ataque cardíaco.

Outra situação é estar bem de saúde e insatisfeito com sua estética, que lhe traz incômodos e restrições.

Chamamos a atenção para a consciência de seu corpo e de seu estado de saúde.

Se perceber algum dos sintomas indicados, você deverá, conscientemente, procurar um médico e orientar-se para um tratamento seguido de regime de emagrecimento. Caso a estética não esteja bem, o procedimento é o mesmo: procurar um médico especialista, ou um orientador alimentar, para acompanhá-lo num regime.

Como já citamos na apresentação, o fato de querer emagrecer tem que iniciar pela aceitação do corpo, mesmo que ele esteja esteticamente desagradável. A não aceitação o corpo impede o desenvolvimento do emagrecimento. Quem não gosta do próprio corpo não fará nada para melhorá-lo.

Gostar do corpo, amá-lo como ele está (observe o verbo: "estar", isso quer dizer que ele não "é" assim, ele apenas "está" assim nesse momento e poderá ser modificado) faz com que se trabalhe a favor dele.

As pessoas fazem e querem do bom e do melhor para seus filhos porque os amam.

Amar o próprio corpo é querer que ele melhore.

Pratique o exercício da aceitação do CD.

Marketing e Tendências

Apesar de muitos pensarem que marketing é apenas uma palavra ou um assunto da moda, podemos afirmar que não. O difícil é defini-lo.

Segundo Theodore Levitt: "Marketing quer dizer conquistar e manter clientes". John Westwood declara que a definição do dicionário é: "Provisão de bens e serviços que satisfaçam às necessidades dos clientes".

Preferimos ir um pouco além na conceituação e definimos Marketing como um processo social e gerencial, pelo qual uma empresa percebe e realiza as necessidades e desejos do mercado, com um produto ou serviço, criados por um conjunto de ações interdependentes, que estimula sua utilização, vende, e obtém lucro, através da satisfação do consumidor.

Fica implícito que Marketing converte as necessidades da sociedade em oportunidades rentáveis para as empresas. Deste modo, podemos tranqüilamente adaptar esse conceito ao indivíduo, o que chamaremos de Marketing Pessoal, ou seja: transformar em sucesso a necessidade de emagrecer. Sucesso, aqui, corresponde ao lucro de uma empresa.

No livro *Megatrends 2000*, de John Naisbitt e Patrícia Aburdene, notamos que uma das megatendências da década de 90 foi o triunfo do indivíduo. Isso, realmente, ainda está acontecendo: "é um indivíduo que muda a si mesmo antes de mudar a sociedade".

Se juntarmos a tendência das pessoas a engordarem e o triunfo do indivíduo, vemos que o Marketing Pessoal irá, de um lado, satisfazer a necessidade de emagrecer e, do outro, com o sucesso alcançado pela pessoa, obter o triunfo.

A mudança da sociedade acontecerá aos poucos, muito lentamente, pois a oferta de produtos causadores da obesidade é enorme e a conscientização para se evitarem abusos alimentares em busca de uma vida mais saudável é progressiva, mas, demorada.

As empresas investem mais na divulgação de seus produtos do que o governo, as escolas, as famílias, na prevenção da obesidade. Essa diferença faz com que aumente a proporção de obesos.

Em nosso caso específico, na mudança de gordo para magro, há duas vantagens:

1ª) A pessoa deixa de ser gorda e gozará melhor as delícias da vida, em todos os sentidos.
2ª) Com o emagrecimento, surge o inesperado: o sucesso perante a sociedade, pelo grande feito.

Segundo Silvia Poppovic, num de seus programas: "Se você pode entrar numa guerra com um exército, por que vai entrar só com um batalhão?", ou seja, se você triunfa sendo gordo, por que não melhorar sua situação de vida, tornando-se elegante e "abafando" de vez?

Querer Emagrecer

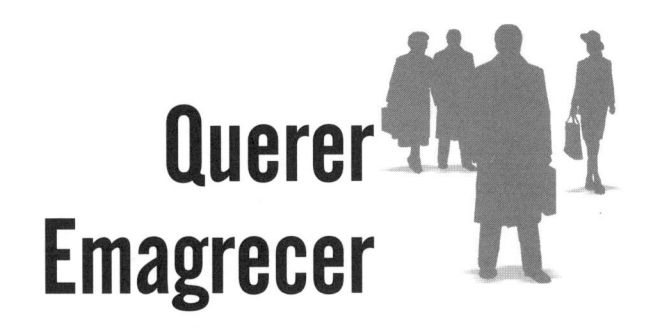

"A única maneira de conservar a saúde é comer o que não se quer, beber o que não se gosta e fazer aquilo que se preferia não fazer".

Mark Twain (1835)
Escritor norte-americano

É uma questão de querer realmente e "fazer a cabeça" nesse sentido. Necessita-se de muita força de vontade.

Por onde começar, já sabemos: ingerir menos calorias do que o organismo irá consumir.

Observação importante: de nada adianta ingerir menos calorias se o organismo não gastá-las, porque não haverá emagrecimento. Por exemplo: você ingere duas mil calorias no dia e permanece deitado o tempo todo. O corpo não consome calorias, portanto, as duas mil tornam-se até excessivas. Não haverá emagrecimento.

Como dissemos anteriormente, é necessário "fazer a cabeça" para se iniciar qualquer processo de emagrecimento. Haja o que houver, deve-se perseverar na manutenção do processo. Não é fácil, mas é compensador.

Ao sentir que a obesidade não lhe permite Qualidade de Vida e que seu organismo retém as calorias excedentes à sua real necessidade, conscientize-se:

Querer emagrecer depende de opinião, vontade e perseverança.

Se você realmente quer emagrecer, continue lendo este livro, porque, daqui para a frente, apresentaremos não um regime, mas uma dinâmica de emagrecimento, em que predomina a mudança de sua idéia sobre como alimentar-se com Qualidade e desenvolvendo a atividade física.

Você precisa, na realidade, mudar a cultura em que está inserido, mudar seu paradigma. Normalmente, o paradigma da alimentação e do viver bem é: **comer do bom e do melhor, sombra e água fresca.**

Comer do bom e do melhor significa alimentar-se com o que há de melhor: grandes churrascos, carnes bonitas e gordurosas, presunto gordo, copa, salaminho, carne de porco, cabrito, queijos (todos), leite tipo A, massas acompanhadas de belos molhos, pães os mais variados (com lingüiça, com torresmo, de leite, de centeio, de glúten, doces, panetones, colomba etc.), manteiga, pudim, pavê, sorvete, doces em geral, vinho, cerveja, refrigerante, uísque, sucos, chocolate, bombom, azeitona, amendoim, castanha-de-caju, mel, maioneses, cremes, feijoada, "puchero", camarão (de todas as maneiras), peixes, frutos-do-mar, canapés, lingüiças (calabresa, de frango, de pernil, mista), creme de leite, strogonoff, frutas, legumes e muito, muito mais.

Por "sombra e água fresca", entendemos: bastante sossego, sem muito movimento, para não cansar.

Há necessidade de mudar para um paradigma seu, que você definirá mais ou menos assim: "Como já comi praticamente de tudo nesta vida, de agora em diante terei a conduta de comer o que me fizer bem, satisfazendo às minhas necessidades calóricas, que resultarão de minha atividade física adequada ao meu corpo e à minha idade; tudo isso com um prazer enorme, porque amo ser magro e quero ter a mais saudável vida".

Dessa forma, haverá equilíbrio em seu corpo e sua completa integração com seus familiares e com a sociedade em geral.

Eu gosto de mim e, quero me cuidar. Meus dependentes poderam usufruir de minha presença física, dando-lhes assistência e proteção que lhes devo. Além disso, poderam desfrutar dos prazeres da vida com toda a intensidade.

A melhoria de uma pessoa não é mero acidente e, sim, resultado de um esforço redobrado; portanto, para se mudar um paradigma, é preciso motivação e obediência aos seguintes passos:

- ▶ **Conhecimento** – Em primeiro lugar, deve-se tomar conhecimento de tudo que está acontecendo com seu corpo e seu estado emocional. Aceitar o corpo como ele está é que é um problema.
- ▶ **Tomar atitude** – Após o conhecimento é que se toma atitude para se mudar alguma coisa. Toda idéia, para se concretizar, deve ser acompanhada de atitude. Podem-se usar aqui os conceitos da Programacão Neurolingüística, mentalizando uma mensagem positiva, como: "Vou fazer regime para ficar mais bonito, para melhor promoção pessoal e ter melhor qualidade de vida".
- ▶ **Comportamento individual** – Tomando-se atitude, acontecerá a mudança individual. Cada pessoa precisa, em primeiro lugar, mudar a si mesma.
- ▶ **Comportamento em grupo** – Uma vez mudada, a pessoa já pode partir para mudar o grupo que pertence e ajudar os outros a mudarem também.

Este seria o plano estratégico da luta contra a obesidade: primeiro, cada um mudando a si próprio; depois, solidarizando-se com os outros, para mudá-los também. Lembrem-se da convivência. Devemos conviver com os demais e, se possível, da melhor maneira que pudermos.

Nutrição e Alimentação

Nutrição é a ciência que estuda as diversas etapas que um alimento sofre, desde a sua introdução no organismo (mastigação) até a sua eliminação. Na realidade ocorre primeiro a decomposição dos alimentos complexos, a partir da mastigação, em elementos simples, com auxílio de enzimas salivares e pancreáticas. E, depois, a reconstrução destes elementos simples em formas mais complexas de armazenamento. A reconstrução recebe o auxílio das enzimas anabólicas do fígado.

Alimentação é o conjunto das substâncias que uma pessoa costuma ingerir. É um ato consciente e depende de cada um.

Alimentos são substâncias introduzidas no organismo, visando promover o crescimento, a reparação dos tecidos, a produção de energia e o equilíbrio das diversas funções orgânicas.

Nutrientes são substâncias químicas que compõem o alimento utilizado pelo organismo. São carboidratos, lipídeos, proteínas, vitaminas e minerais. Eles satisfazem as células e fornecem também uma vibração que energizará a mente.

Carboidratos - Os chamados de hidratos de carbono fornecem a maior parte da energia necessária ao organismo, para que este se movimente, execute trabalhos e mantenha a temperatura corporal. São os principais combustíveis alimentares e compreendem vários tipos de açúcares. O excesso de carboidrato é transformado em gordura do tipo triglicérides. Cada grama de carboidrato tem quatro calorias. Os carboidratos são os primeiros a ser utilizados como energia.

Lipídeos ou Gorduras - São denominados nutrientes combustíveis pelo seu elevado potencial calórico (um grama de gordura tem nove calorias). A sua função energética é muito importante pela capacidade que o corpo tem de armazenar este nutriente e que serve de reserva calórica. As gorduras podem ser :
- Saturadas - das carnes e leites.
- Poliinsaturadas - dos peixes e do vinho.
- Monoinsaturadas - do azeite de oliva e do óleo de amendoim.

Proteínas - Sua principal função é atuar na formação dos tecidos, no processo de renovação dos mesmos e, principalmente, no desenvolvimento e crescimento. São os componentes estruturais fundamentais das nossas células, anticorpos, das enzimas presentes em nosso organismo e de vários hormônios, músculos, ossos, unhas e órgãos. Um grama de proteína tem quatro calorias.

Vitaminas - São substâncias alimentares que não carregam em si calorias. São partes essenciais de enzimas e vitais para o organismo.
Nosso corpo não pode efetuar a síntese de todas as vitaminas por isso elas devem ser ingeridas através da alimentação diária ou através de suplementos complementares.

Minerais - Os minerais, também chamados de oligoelementos, estão presentes na matéria vivente, em concentrações muito pequenas em relação ao peso corporal. São necessários aos processos vitais do organismo e participam da composição de líquidos corporais, de estruturas ósseas e atuam como enzimas nas reações metabólicas. Encontram-se em equilíbrio no organismo e a carência ou excesso de um ou mais deles poderá afetar as funções dos demais.
Alguns dos mais importantes minerais são: alumínio, cálcio,

cobalto, cobre, enxofre, ferro, flúor, fósforo, iodo, lítio, magnésio, manganês, níquel, ouro, potássio, prata, selênio, silício, sódio, zinco etc.

Fibras - É o conjunto de componentes de alimentos vegetais que resistem à hidrólise (quebra do alimento pelas enzimas do sistema digestório). Tais resíduos alimentares não são digeridos, consequentemente, não são absorvidos e passam para as fezes. Elas contribuem para reduzir o valor calórico do cardápio, diminuir o ritmo da digestão alimentar e induzir a saciedade.

Colesterol - É uma substância semelhante à gordura, com função importante em muitos processos bioquímicos (como por exemplo na produção de hormônios). A maior parte dele é fabricada pelo próprio corpo, a partir de alimentos com gorduras saturadas, e uma menor parte é obtida de certos alimentos que o contém.

Água - É a substância ambiental mais importante para a vida humana. A distribuição de água no organismo se faz dentro e fora das células. À água extracelular inclui o plasma, a linfa, a saliva, a lágrima etc. O corpo humano necessita repor, no mínimo, dois litros de água por dia para equilibrar a relação entre perda e ingestão. Ela provém da ingestão dos alimentos e da água produzida pelas células do corpo. A saída se dá pela umidade do ar exalado, pelo suor, pela urina e, pelas fezes. Se sair mais do que entrar, pode provocar a desidratação do corpo impedindo-o de regular sua temperatura. Num clima quente e seco, pode ser necessário ingerir mais água. Na água existe pequena quantidade de sais minerais como flúor, cálcio e magnésio, mas não o suficiente para as necessidades dietéticas. A água não tem caloria.

Linfa - É um líquido esbranquiçado que percorre o corpo todo através de minúsculos canais que formam uma rede, acompanhando o trajeto dos nervos. Ela se desloca num único sentido, dos pés para o pescoço, onde se desemboca na veia cava e se mistura com o sangue.

A linfa exerce a função de eliminar as impurezas do sangue e fazer também a vigilância imunológica do corpo.

O cansaço, as contrariedades, o estresse, a má respiração, dificultam o processo, tornando-o mais lento ainda.

Oxigênio - O ser humano precisa do oxigênio para sobreviver, mas sob certas condições ele é prejudicial.

A quantidade de oxigênio deve ser equilibrada com os alimentos ingeridos e com a atividade física realizada. A respiração adequada é responsável pela entrada de oxigênio no organismo. A boa digestão deve ser feita na presença de oxigênio em quantidade exata para evitar liberação de radicais livres. Alimentos que liberam radicais livres são prejudiciais.

Álcool - Bebidas alcoólicas apresentam "calorias vazias" sem nenhum nutriente a mais. Elas devem ser evitadas em qualquer cardápio para emagrecimento, pois só vão acrescer a quantidade de calorias e ainda complicar a digestão por sobrecarregar o fígado. Cada grama de álcool contém sete calorias.

Edulcorante - É uma substância orgânica artificial, diferente dos açúcares, não glicídica, capaz de conferir sabor doce aos alimentos.

Adoçantes - São produtos à base de edulcorantes com ou sem adição de açúcar. São adoçantes dietéticos, seja sob forma sólida ou solução.

Digestão - É o processo em que o organismo converte ou separa o alimento em nutrientes, de forma que se tornem mais assimiláveis pelo mesmo.

Absorção - É o processo pelo qual os nutrientes são aproveitados pelo organismo. Ao chegarem ao estômago e intestino, eles atravessam a parede desses órgãos e passam para a corrente sangüínea, indo assim para as células.

Excreção ou eliminação - O organismo "põe de lado" todas as substâncias que não são aproveitadas por ele. As células recebem dos alimentos os nutrientes interessantes para o seu proveito (reparação, reposição, crescimento etc.) e após essa utilização, impulsiona o excesso ou os desprezáveis para os órgãos de excreção.

Diet e light - Alimento *diet* é aquele que não contém açúcar. Alimento *light* é aquele que tem redução de um ou mais componentes. Normalmente o termo *light* é utilizado para expressar quantidade menor de gordura.

Cronobiologia

A cronobiologia tem como objetivo descrever os ritmos biológicos dos seres vivos. Ela introduz a noção de que os organismos se modificam ao longo de um dia.

Isto demonstra que a pessoa não é igual a ela mesma nas diversos instantes do período e pode ter reações diferentes.

O conjunto das funções vitais repetidas periodicamente forma o chamado ciclo cicardiano (em torno de um dia). Assim sendo, o homem desenvolveu um relógio biológico que dura quase 25 horas. O claro-escuro é hoje considerado um poderoso sincronizador para a espécie humana e está associado a estruturas localizadas na região anterior do hipotálamo. Quando está claro, ficamos acordados e quando está escuro, automaticamente, somos estimulados a dormir.

Da mesma maneira o hormônio do crescimento é liberado quando o relógio marca 24 horas e ele tem também a função de movimentar as gorduras dos depósitos corporais.

As pessoas devem ser orientadas a não comer demais à noite, principalmente após as 22h00, porque haverá grande liberação de insulina duas horas após, o que irá coincidir justamente com o horário de maior secreção do hormônio do crescimento pelo fígado. A razão é que a insulina em excesso inibe a ação desse hormônio, perdendo assim as vantagens que ele propiciaria em favor do emagrecimento.

Outra observação de grande valia é aconselhar o doente cardíaco ou com problemas de hipertensão a fazer exercícios na parte da tarde e não pela manhã, uma vez que nesse horário os batimentos do coração são mais acelerados. A maioria dos acidentes cardiovasculares ocorrem pela manhã e, principalmente, nas segundas-feiras.

No Brasil, a cronobiologia ainda não é bem conhecida, mas utlizamos alguns de seus conceitos para incrementar o processo de emagrecimento.

Leis da Alimentação

Lei da quantidade: a quantidade de alimentos deve ser suficiente para cobrir as exigências energéticas do organismo e manter em equilíbrio o seu balanço. As calorias ingeridas através dos alimentos devem ser suficientes para permitir o cumprimento das atividades de uma pessoa, bem como a manutenção da temperatura corporal.

Lei da qualidade: o cardápio alimentar deve ser completo em sua composição, para fornecer ao organismo - que é uma unidade indivisível - todas as substâncias que o integram. O cardápio completo inclui todos os nutrientes que devem ser ingeridos diariamente.

Lei da harmonia: quantidades dos diversos nutrientes que integram a alimentação devem guardar a relação de proporção entre si.

Lei da adequação: a finalidade da alimentação está subordinada à sua adequação ao organismo, observando o momento biológico da vida, os hábitos individuais, à situação econômica social da pessoa, e, se for para um enfermo, deve ser adequado ao seu sistema digestório e ao órgão ou sistemas alterados pela enfermidade.

Resumindo: a alimentação normal deve ser quantitativamente suficiente, qualitativamente completa, além de harmoniosa em seus componentes e adequada à sua finalidade e ao organismo a que se destina.

Alimentação e o Tipo de Sangue

Segundo a lei da adequação, a alimentação deve ser adequada à genética da pessoa. O cardápio baseado no tipo do sangue de Peter D'Adamo é a alimentação que fornece longevidade, vigor físico e equilíbrio emocional. O tipo sangüíneo **O, A, B** e **AB** é uma forte impressão digital genética que identifica a pessoa tão bem quanto o DNA. O sistema imunológico atua no sentido de identificar o que é "próprio" e destruir o que é "estranho" ao corpo. Descobriu-se que alguns alimentos possuem uma proteína chamada lectina que são incompatíveis com o antígeno do sangue de certas pessoas porque se parecem com seu antígeno contrário.

Não existe um sangue melhor que o outro. As pessoas devem alimentar-se de acordo com o seu tipo sangüíneo. Assim, viverão melhor e terão maior longevidade.

As bebidas alcoólicas em excesso e incompatíveis com o tipo sangüíneo podem prejudicar a longevidade ou provocar doenças.

Essa dieta oferece três categorias para cada grupo de alimentos, a saber:

Altamente benéficos (atuam como medicamento).
Neutros (atuam como alimento).
Nocivos (atuam como veneno).

As pessoas devem procurar evitar os nocivos, mas esporadicamente podem utilizar alguns deles.

O processo da perda de peso que ocorre no corpo através desse cardápio geneticamente adaptado, obedece a dois fatores:

1º) O corpo expele as toxinas que estão no tecido gorduroso, levando consigo a gordura e produzindo o emagrecimento da pessoa.

2º) Reduz a interferência lectínica produzida pelos alimentos nocivos no processo controlador de peso corporal tais como: inflamação na membrana que reveste o aparelho digestivo, intumescimento no processo digestivo, diminuição do metabolismo alimentar, comprometimento da produção de insulina e perturbação do equilíbrio hormonal (retenção de água, disfunções da tireóide e outros).

A pessoa para emagrecer deve evitar:
- **Tipo de sangue A**
  Trigo e derivados (pães, massas, pizza, bolos, bolachas, panquecas etc.)
  Carnes vermelhas (todas)
  Leite e derivados em geral (iogurte, queijos, manteiga etc.)

- **Tipo de sangue O**
  Trigo e derivados (pães, massas, pizza, bolos, bolachas, panquecas etc.)
  Milho e derivados (polenta, curau, pamonha, farofa de farinha de milho etc.)
  Repolho e couve-flor

- **Tipo de sangue B**
  Trigo e derivados (pães, massas, pizza, bolos, bolachas, panquecas etc.)
  Milho e derivados (polenta, curau, pamonha, farofa de farinha de milho etc.)
  Sementes de gergelim, lentilha e amendoim.

- **Tipo de sangue AB**
  Trigo e derivados (pães, massas, pizza, bolos, bolachas, panquecas etc.)
  Milho e derivados (polenta, curau, pamonha, farofa de farinha de milho etc.)
  Sementes (amendoim, amêndoas, castanhas, nozes, pinhão, pistache)
  Carnes vermelhas (todas)

Para obter bom resultado no emagrecimento, todos os tipos de sangue devem evitar bebidas alcoólicas, usar adoçante no lugar de açúcar, evitar frituras e não beber qualquer tipo de líquido nas principais refeições.

Deve-se tomar no mínimo dois litros de água por dia ou outro líquido: chá, sucos (com adoçante) refrigerante *diet* ou *light* etc., uma hora antes ou duas horas após as refeições, evitar os alimentos pelo tipo de sangue, respeitar os horários das refeições e a quantidade de calorias:

REFEIÇÕES	HORÁRIOS	CALORIAS
Café da manhã	(mais ou menos 8h00)	250
Lanche da manhã	(mais ou menos 10h00)	100
Almoço	(mais ou menos 12h00)	350
Lanche da tarde	(mais ou menos 16h00)	100
Jantar	(mais ou menos 19h00)	300
Lanche da noite	(mais ou menos 21h00)	100

O correto é comer pouco e várias vezes ao dia. Faça todas as refeições.

O fato de evitar alguma refeição faz com que o organismo retenha calorias com o objetivo de reservá-las. É um comportamento de defesa do corpo.

Um Toque a Mais no Obeso

Do Marketing, abstraímos a relação comprador/produto e transportamos para nosso caso, no sentido de auxiliar as pessoas a encontrarem a motivação para um regime de verdade.

Nossa analogia será entre uma adoção de compra de um produto e o casamento ou outra união. Para facilitar o entendimento, vamos nos referir a cônjuge, apenas (vale tanto para homem como para mulher).

Quando duas pessoas de sexo oposto (ou não) se conhecem e, considerando que poderão se unir, passarão pelas seguintes fases:
- ► Estímulo ou chamada de atenção de um em relação ao outro.
- ► Um tem que fazer o outro perceber sua existência e, possivelmente, o quanto é necessário à vida do outro. Lembrar que, nessa fase, ambos pecisam ultrapassar algumas barreiras, pois uns são distraídos, preocupados e suas percepções podem ser comprometidas.
- ► Então, buscam informações um do outro.
- ► A partir daí, escolhem-se ou concordam em namorar.
- ► Em seguida, poderá haver a aceitação ou adoção de um pelo outro.

▶ Uma vez unidos, surge o pior: a dissonância cognitiva, ou seja, os desentendimentos, porque morando juntos é que se conhecem melhor e aparecem os defeitos, a serem corrigidos, para se manter a harmonia entre o casal.

Como o Marketing é lindo e, realmente, uma batalha constante de percepções, torna-se necessário a cada um perceber que não está agradando e procurar se adequar ao outro. No caso específico, o descontentamento é a obesidade. Quem apreciaria ter sempre a seu lado um obeso? Certamente serão bem poucos.

Neste momento, chamamos a atenção do cônjuge do obeso: é preciso ajudá-lo e motivá-lo a fazer um regime emagrecedor.

Mas você, que está lendo este livro e é um deles, deve estar pensando: Ah! Já fiz de tudo e o outro nem dá bola! Só promete emagrecer! Sempre fala que vai iniciar um regime na próxima segunda-feira e nada.

Se isso acontece, tenha esperança, seja você gordo ou magro, ou os dois que estão lendo o livro. Comece a despertar no seu par a vontade de ficar esbelto e saudável. Se possível, dê você o exemplo de como se alimentar com melhores escolhas e faça exercícios físicos. Vá comentando que está sentindo-se melhor. Mude você que o outro mudará.

É lógico que não pretendemos causar separação de casais, porém, esses apelos causam impacto na mente e poderão resolver o problema.

A mesma tática poderá servir para os que exageram em bebidas alcoólicas, cigarros ou outros vícios.

Acreditamos que, raramente, um cônjuge se sente feliz com a obesidade do outro.

Caro leitor ou leitora, se você é quem precisa emagrecer, mostre pelo menos este capítulo a seu par, pois você necessita de todo estímulo possível para iniciar um regime. Se é seu par quem deve emagrecer, coloque em prática nossa sugestão.

Grupos de Apoio

Como a obesidade praticamente virou uma epidemia, colocando em risco, por suas conseqüências, milhões de pessoas, sendo, inclusive, a causa direta de muitas doenças que ameaçam severamente a vida de tanta gente, as Comunidades estão se organizando para combatê-la.

Uma das maneiras de enfrentá-la é através de esclarecimentos sobre a própria obesidade, de uma alimentação saudável, de apoio psicológico, de depoimentos de obesos, enfim, de orientações das mais variadas formas e tipos.

Como resultado, encontramos, no Grupo de Apoio, exemplos de pessoas que se destacam pela confiança em si mesmas, pela perseverança e, por isso, muitos conseguem se livrar do fantasma da obesidade e passam a viver melhor.

Todos os Grupos são bons, com intenções idênticas: caminham na mesma direção, no mesmo sentido e com o mesmo objetivo: as pessoas se ajudarem a emagrecer.

É natural cada Grupo defender sua linha de conduta frente ao emagrecimento; contudo, todos têm a mesma finalidade.

Aos dirigentes desses Grupos, nossas felicitações pelo trabalho exercido, mesmo sem poderem avaliar a quantidade de vida a mais que estão proporcionando aos participantes, encorajando-os e orientando-os, não os deixando esmorecer.

Aos participantes, nossa mensagem: continuem se apoiando nesses Grupos, pois, se os procuraram, é porque existe vontade de vencer esse mal. Temos plena convicção de que os Grupos de Apoio conseguirão ajudar a muita gente e cada um que alcance bom resultado se transformará em um multiplicador das orientações. Vão em frente!

Os Grupos de Apoio Merecem ser Freqüentados

Alguns Grupos de Apoio:
- Vigilantes do Peso
- Peso Ideal
- Comedores Compulsivos Anônimos
- Reeducação Alimentar – Equilíbrio do Peso
- Meta Real

PDCA
FERRAMENTA DA QUALIDADE TOTAL

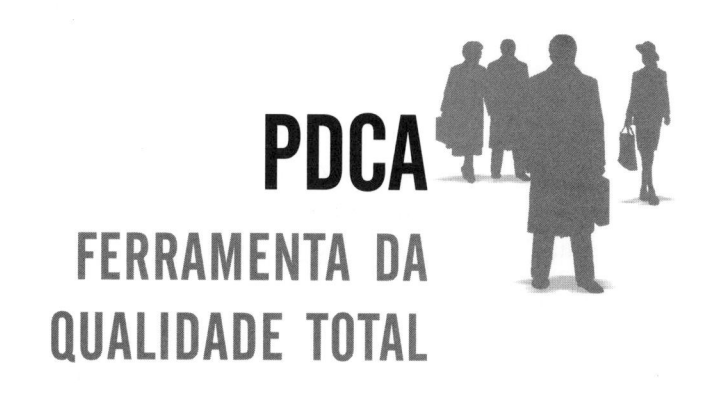

Se você chegou a este capítulo, é porque está interessa-do em saber como se podem utilizar os conceitos da Qualidade Total, em sua Qualidade de Vida.

Entendemos, também, que você se enquadrou numa das necessidades de emagrecer e, quer, de fato, conhecer um método que seguramente poderá ajudá-lo.

A escolha do uso da Qualidade Total tem como razão a certeza de que, para se praticar boa Qualidade de Vida, é necessário se comprometer. Segundo J. M. Juran: "Não existe controle sem padronização". Realmente, em nosso caso, é preciso criar um método de vida saudável e segui-lo sempre.

Qualidade é um meio para se chegar a algum lugar. Não é um programa, porque este acaba logo, tem prazo determinado. Qualidade é um processo que não acaba nunca.

Qualidade é intrínseca à atividade e não agregada a controles. É imprescindível e determinante que se esteja comprometido com a Qualidade, para se viver bem e com saúde, usando uma ação preventiva.

A Qualidade deve ser implantada em nossa mente, para que, na vida, façamos tudo bem feito, nas mínimas ações. Os dentes devem ser bem escovados, a mastigação bem feita, assim como ser educado, respeitar o próximo, executar bem um serviço. Enfim, tudo tem que ter Qualidade. Não se admite uma pessoa fazer bem uma coisa e, propositalmente ou por desleixo, ser relaxada em outras. Essa pessoa não tem Qualidade.

Vamos relembrar o que falamos anteriormente: Qualidade está na relação entre o ser humano e o mundo no qual ele habita.

A técnica da Qualidade Total tem como uma de suas ferramentas o ciclo do PDCA, método eficaz para desenvolvê-la. Eis sua descrição:

	Inglês	Português
P	Plan	Planejar
D	Do	Fazer
C	Check	Checar, Verificar
A	Action	Agir, Atuar Corretivamente

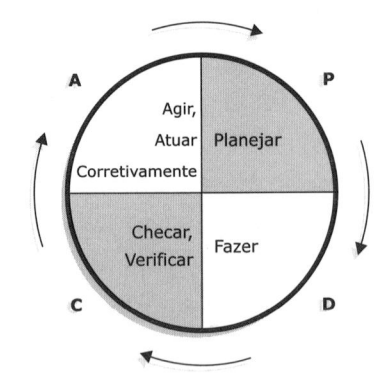

O ciclo, pois, compreende quatro etapas: planejar, fazer, checar e agir corretivamente. Estudaremos cada uma em separado, aplicando-as à obesidade.

P – Planejar

Diagnóstico: Obesidade. Pela fórmula do ÍNDICE DE MASSA CORPÓREA (IMC), você pode identificar se está fora de seu peso:

$$IMC = \frac{Peso}{Altura \times Altura}$$

Exemplo: Uma pessoa com 125 kg (P) e 1,75 m (A) de altura apresenta um índice de massa corpórea:

$$IMC = \frac{125}{1{,}75 \times 1{,}75} = \frac{125}{3{,}0625} = 40{,}81 \text{ kg/m}^2$$

Quando o IMC ultrapassa 25, estima-se que a pessoa está acima do peso ideal.

Se superar os 30, considera-se obesa. É o caso do exemplo acima.

Na seqüência, apresentamos uma tabela de Índice de Massa Corporal, diferenciando homem de mulher.

	Homem	Mulher
Normal	Menor que 25	Menor que 22,5
Pesado	25 a 30	22,5 a 27,5
Obeso	30 a 40	27,5 a 37,5
Obesidade Mórbida	Maior que 40	Maior que 37,5

Ciente de que tem peso acima dos valores desejáveis ou de que está obeso, procure identificar se existe algum problema associado a essa obesidade, consultando um médico; ele acrescentará ou não algum sinal de comprometimento do seu organismo.

Você já sabe se é sedentário ou não, se tem estado muito estressado, se fuma, se toma bebida alcoólica em excesso, enfim, tudo deve ser relatado ao médico, para obter boa orientação.

Em seguida, escolhe-se o método do emagrecimento. Não propomos nenhum, pois dependerá da decisão de cada um. É preferível que não se use medicamentos.

Existem muitos métodos e todos poderão lhe fazer bem, desde que executados corretamente.

Na seqüência, é necessário programar o peso ideal para você e o tempo em que deseja alcançá-lo, assunto que pode ser discutido com o médico que o está assistindo ou um orientador alimentar. A programação dos exercícios físicos também é indispensável. O mesmo precisa ocorrer com o estado psíquico e emocional.

Resumindo o P

- Diagnóstico;
- Procura do médico, estabelecer o objetivo;
- Escolha do método de emagrecimento;
- Programação junto ao médico, relativa a quanto deve emagrecer e em quanto tempo;
- Programação dos exercícios físicos;
- Controle dos estados psíquico e emocional;
- Ida a um SPA, a fim de evitar as fases **b**, **c**, **d** e **e**;
- Pensamento na reeducação alimentar continuada;
- Grupos de Apoio: participação ou não.

Internar-se num SPA é uma alternativa bastante válida. Você terá as fases anteriores resolvidas, isto é, se você já sabe que está obeso, tem ou não complicações e quer emagrecer, no SPA os médicos lhe dão todas as orientações seguras e, simultaneamente, o método de emagrecimento, estabelecendo um cronograma e um novo tipo de vida, em todos os sentidos, bastando você continuar a programação, após sair de lá. É lógico que tudo isso dependerá das suas possibilidades financeiras.

Você deve planejar também se vai ou não freqüentar algum Grupo de Apoio, bem como planejar uma reeducação alimentar continuada, procurando ser disciplinado e cumpridor de suas metas.

D – Fazer

Após tudo planejado, inicia-se o programa de emagrecimento propriamente dito.

Estude bem o regime a ser feito. Informe-se.

É esse o momento em que a cabeça deve estar "feita", para se executar o programa da melhor forma, sem erros. O programa não admite erros. Portanto, o combinado com o médico ou no SPA deve ser cumprido à risca. Não se engane quebrando o regime, mesmo que pareça pequena a quebra. Seja sincero consigo mesmo. Lembre-se de que você está usando uma ferramenta da Qualidade Total.

Resumindo o D

- Execução do que foi planejado;
- Informações sobre o regime a ser feito;
- Evite erros;
- Não se traia por pequenos deslizes.

C – Verificar

Essa etapa consiste em confrontar os resultados do que foi planejado com o que foi executado, como: pesar-se uma vez por semana, a fim de verificar se está eliminando peso, conforme o programado. Deve-se valer sempre da mesma balança e mais ou menos no mesmo horário.

É imperioso anotar os dados e buscar evidências, através de suas medidas, roupas, estado de saúde, conforme orientação médica, para saber se o objetivo está sendo alcançado ou não.

Se você for a um SPA, isso é e feito automaticamente.

Resumindo o C

- Verificação do peso uma vez por semana;
- Anotação de dados;

- Busca de evidências do emagrecimento ou não. (Observar as medidas, roupas etc.);
- Avaliação com o seu médico.

A – Atuar Corretivamente

Se você identificou, na etapa anterior, alguma distorção, ou não está eliminando peso, é hora de procurar o erro e corrigi-lo. Se houve algum deslize de sua parte, evite a reincidência. Seja honesto consigo. Se um alimento está sendo usado de maneira incorreta, o erro precisa ser reparado. Se o regime não estiver dando certo, o erro deverá ser avaliado e eliminado. Se os intestinos não funcionam, é preciso rever o planejamento.

No caso das etapas anteriores (P, D, C) terem sido aplicadas corretamente, é só continuar.

Resumindo o A

- Qualquer deslize deve ser corrigido;
- Evitar reincidência;
- Troca de algum alimento inadequado;
- Se os intestinos não estiverem funcionando, corrigir o planejamento.

Eis a aplicação de PDCA no emagrecimento. Deve ser aplicado, executado, checado e corrigido, para alcançar êxito.

Todas as etapas estão interligadas e qualquer pessoa pode aplicá-las, pois este ciclo do PDCA é muito simples e evita esforços desnecessários, porque os mesmos estarão sendo realizados de modo coordenado e objetivo.

Acrescentamos, ainda: quando as pessoas gerenciam suas próprias atividades, tornam-se mais motivadas e interessadas pelos resultados dos trabalhos realizados.

SPA

Desejando-se mesmo emagrecer, tendo já mudado o paradigma da alimentação e da atividade física, deve-se iniciar o processo de emagrecimento, para o qual apresentamos uma sugestão baseada em nossa experiência.

O SPA é o agente catalisador no processo de emagrecimento. Lá encontramos a forma correta e científica de como proceder na primeira fase e no acompanhamento do regime.

No SPA, o rigor é absoluto quanto às precauções a serem tomadas antes de se iniciar um regime de emagrecimento.

Sempre se fazem os exames e as consultas necessárias, através dos diversos especialistas envolvidos no processo, além de uma equipe multidisciplinar, em que está inserida também a especialidade de apoio psicoterapêutico.

Neste particular, geralmente, aplica-se um teste psicológico, para o indivíduo conhecer seu tipo de personalidade e seu relacionamento com o mundo, recebendo orientação, caso haja necessidade.

Além dos exames clínicos, fazem-se exames laboratoriais, bioquímicos e hormoniais, eletrocardiograma, testes de esforço cardíaco e, aptidão. Suas limitações, suas medidas e, logicamente, seu peso diário, são observados, sem que você tome ciência, a fim de não influir no resultado do regime.

No SPA Med Campus, de Sorocaba, onde estivemos, a quantidade de calorias diárias ingeridas é de trezentas, divididas em cinco vezes. É um dos SPAs mais responsáveis, que existem, pois, para manter pessoas com trezentas calorias diárias, é necessário muita responsabilidade, muita atenção e assistência médica de plantão vinte e quatro horas por dia.

Realizam-se, também, várias atividades físicas sob orientação médica que, associadas à baixa ingestão calórica, contribuem de modo importante na perda de peso, pois há grande mobilização dos depósitos de gordura.

O sucesso é absoluto. É maior para os homens, já que as mulheres demoram mais a eliminar peso. Elas devem se esforçar muito mais do que os homens, para uma redução satisfatória de peso. Isto se explica por ter o homem uma musculatura maior e consequentemente uma maior área de queima de gordura.

A troca de informações entre os internados do SPA é assaz e útil. Cada um tem uma história e um conhecimento a mais para transmitir.

É muito importante no SPA conhecer pessoas gordas demais, para reforçar nossa vontade, pois jamais desejaríamos chegar a pontos extremos de obesidade.

Reafirmamos que o SPA será o catalisador da reação de querer emagrecer.

Portanto: **Querer emagrecer depende de opinião, vontade e perseverança.**

SPA é o estimulador dessa vontade; é lá que você sedimenta seus conhecimentos e aumenta sua vontade.

Pergunta suscitada: A pessoa não sente muita fome comendo só trezentas calorias por dia e ainda fazendo exercícios físicos?

Sim. Nos primeiros dias a pessoa sente fome, pois a ingestão de 300 calorias diárias (essa quantidade só pode ser utilizada em SPA clínica, com infraestrutura médica e jamais em casa) é muito inferior ao que uma pessoa necessita. Após alguns dias, o organismo entra em "cetose", e busca, nas gorduras, as calorias que faltam para se manter em equilíbrio, e com isso a fome passa.

Com o tempo, outro fator que acontece é que ao alimentar pouco, o estômago diminui e a pessoa passa a ter a sensação de saciedade com o pouco que come.

Saindo do SPA

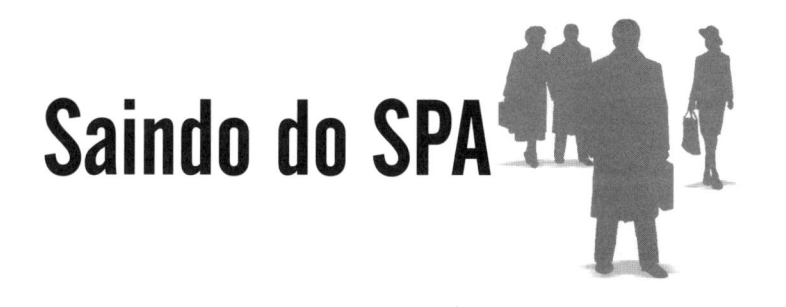

Já foi dito que o SPA é o agente catalisador no processo de emagrecimento. Ao sair de lá, deve-se promover a manutenção dos processos desenvolvidos durante o internamento.

É fora do SPA que se faz realmente um emagrecimento, porque não temos o apoio e o ambiente que nos cercava lá dentro. Aqui, as tentações estão presentes em cada ato nosso, em cada almoço familiar ou não, em cada festa, reunião de amigos, churrascos e em muitas outras ocasiões.

Se houve a intenção, a vontade de fazer emagrecimento, deve-se perseverar no objetivo, para mostrar a si mesmo do que você é capaz e que não se deixará trair, comendo, às escondidas, algo extra e proibido. Não há como enganar a si mesmo.

Uma coisa é certa: o SPA serve para nos condicionar a comer em quantidades adequadas, observando a qualidade dos alimentos e a sua variedade. Desperta-nos o interesse e a necessidade dos exercícios físicos e nos faz pensar sobre a nossa pessoa.

É fora do SPA que se faz o verdadeiro processo e a sua manutenção.

Marketing Pessoal
O RESULTADO

A partir do Marketing geral, podemos dizer que Marketing Pessoal é o processo que reúne as capacidades de uma pessoa e as exigências dos que com ela se relacionam. Poderíamos ainda usar a definição de Al Ries: "Marketing é um batalha de percepções". Num processo de emagrecimento, mexe-se com as percepções, já firmadas na mente dos outros; mudá-las é trabalhoso mas possível. É a busca específica de seu próprio sucesso.

Ao relacionarmos os vários conceitos de Marketing, construímos nossa definição, na tentativa de melhor esclarecer os leitores: Marketing Pessoal é o conjunto de percepções e qualidades do ser humano, que, somado a uma boa imagem e visual adequado, é capaz de conduzi-lo à realização e à conquista do sucesso.

Quando você se dispõe a emagrecer, alguns o apóiam, outros os desestimulam, dizendo que não adianta fazer regime. Cada pessoa, é claro, tem um pensamento.

Sempre imaginei que, para fazer regime, o indivíduo tem que ser "chato" , pois não é companhia agradável a ninguém. Se os outros tomam bebidas alcoólicas e ficam alegres, ele não. Numa festa de aniversário, os outros comem bolos e doces; ele não. No restaurante, todos comem e bebem de tudo; ele não. É preciso muita habilidade para conviver em determinados ambientes, sem parecer "chato" demais.

A conversa sobre emagrecimento é infalível, quando alguém o vê mais magro. Um elogio recebido por sua diminuição de peso deve servir de estímulo à manutenção do regime.

Venho recebendo tantos elogios que os amigos chegam a me parar na rua para me cumprimentar. Repito: cada elogio é um estímulo a mais e as pessoas que elogiam merecem o nosso reconhecimento. Continuando a nos elogiar, contribuirão para nossa perseverança.

Podemos usar novamente as roupas que estavam apertadas e não serviam mais. Podemos comprar roupas de tamanho normal e mais variadas. Como se adaptam melhor ao corpo, todos acham que estamos mais elegantes. É que antes nada caía bem.

Ao apertarmos as roupas que ficavam grandes, sempre há quem diga para não o fazermos, porque somos como sanfona e voltaremos a engordar. Que isso também nos sirva de estímulo.

Se você tem hérnia de hiato, ao perder os primeiros quilos, ela não o incomodará mais. Você se livra da azia e não tem refluxos ao deitar-se. O deitar, antes uma tortura, passa a ser uma delícia!

Você não percebe que deixa de roncar ou diminui bastante o ronco, porém a pessoa que está junto de você nota a mudança.

Tudo melhora para o praticante de esporte, pois a sua agilidade aumenta com a perda de uns bons quilos.

As relações sexuais tornam-se mais prazerosas: menos peso, maior prazer, maior facilidade para o ex-gordo.

Surgem novos apelidos – de gordo, você passa a ser chamado de "magrão", por exemplo.

Acostumando-se a comer menos, você se sente mais disposto, sem sono após as refeições. Nada o impede de realizar qualquer atividade após o almoço ou o jantar.

Você ganha tempo, porque está sempre apto.

Os intestinos são um caso à parte. Se antes do regime eu era freqüentador assíduo de banheiros, hoje tenho intestinos controladíssimos, pois o que eu como não chega a fazer volume todos os dias. Saio de casa muito mais seguro; se não defequei pela manhã, é porque não existe bolo fecal. A pelota não está perto da malha.

Acontece uma coisa engraçada com as pessoas conhecidas: se

não estiverem bastante atentas, não o reconhecerão nem o cumprimentarão.

Enfim, a pessoa, que emagrece consideravelmente, como eu (passei a 88 dos 120 quilos que tinha), fica na onda, é alvo de atenções, de elogios, transmite maior credibilidade, merece mais respeito, reflete melhor imagem, vende melhor seu peixe, dá exemplo em casa, no trabalho, com os amigos e em tudo o mais.

Este é o seu Marketing. Observando a pessoa como produto, veríamos:

Design: Ao invés de um perfil arredondado, ela apresentará outro mais delgado, muito mais aceitável. Como a forma depende do mercado-alvo, o magro agrada muito mais que o gordo. O formato magro permite melhor adaptação à embalagem, isto é, às roupas.

Embalagem: É representada pelo vestuário completo. Seus objetivos são:
- Conter o produto – as pessoas se vestem;
- Preservar o produto – as pessoas se protegem com as roupas;
- Exibir o produto – as pessoas se apresentam bem, com roupas adequadas;
- Refinar o produto – roupas finas diferem as pessoas e as tornam elegantes;
- Edentificar o produto – o tipo de roupa, ou mesmo algum acessório, como: boné, chapéu, gravata borboleta e outros podem caracterizar as pessoas.

Marca: É representada pelo nome que a pessoa faz no transcorrer da vida. Se emagrecer, seu nome será vinculado a alguém de muita vontade. Amplia a confiança de sua marca e obtém maior credibilidade.

Plus: É um elemento diferenciador, que fornece ao produto algo especificamente seu, individualizando-o. Ao emagrecer, o indivíduo apresenta às pessoas uma expectativa excitante, que ninguém esperava, destacando-se, portanto, de outros gordos. Fica diferente.

Imagem: É a opinião do público sobre a impressão causada por um fluxo de informações e de experiências pessoais com o produto.

Quem emagrece transmite tais sensações aos outros, melhorando sua imagem.

Como vimos, em termos de Marketing, o fato de emagrecer produz efeito semelhante ao de um produto. Diríamos, ainda, aproveitando os conceitos de Marketing, que é a troca. Troca é o excesso existente entre, no mínimo, duas pessoas. O ex-gordo oferece os cinco itens já citados e recebe, das pessoas, atenção, elogios, maior credibilidade, respeito, pois acreditam estar diante de uma pessoa de valor, que tem força de vontade, que não se deixa levar pelos alimentos bonitos e apetitosos, que, no entanto, lhe vão fazer mal.

Esse processo é uma perfeita troca de valores dos mais importantes na relação interpessoal, caracterizando um Marketing Pessoal.

Estratégias de Marketing para Bares, Restaurantes e Congêneres

Em se tratando de Marketing, um item importante é a estratégia. Como se estivéssemos realmente em guerra, devemos pensar em estratégias para vencermos a batalha do emagrecimento.

Vimos, há pouco, os resultados benéficos que o emagrecimento traz à pessoa individualizada. Agora, apresentamos dicas de estratégias, que alguns empreendedores do ramo de restaurantes poderiam utilizar.

A comida por peso foi um idéia que deu certo. Por isso, gostaríamos de propor a esses restaurantes oferecerem a possibilidade de uma satisfação a mais, com produtos dirigidos aos clientes em emagrecimento ou desejosos de ingerirem menos calorias. Por exemplo: colocar à disposição dos clientes verduras cozidas só na água, sem óleo. Ter sempre frango e peixe grelhados ou, ainda, carne de vaca magra, também grelhada, oferecer pratos à base de soja. Alimentos com etiquetas anunciando a quantidade de calorias por porções. Arroz e outros alimentos preparados com pouco óleo, dando ciência desse procedimento ao cliente. Refrigerantes diets e adoçantes variados para café e sucos.

Economizar no adoçante é falta de visão. Custa tão pouco!

Já imaginaram que belo emagrecimento se poderia fazer fora de casa? Além de se comer o que se quer, ainda se poderá compor um almoço com a quantidade de calorias desejada, aplicados os conceitos da Qualidade de Vida.

Mesmo nos bares comuns deveriam oferecer refrigerantes diets à disposição dos clientes e com variedade. Ter apenas um tipo não agrada a todos.

Pensamos a mesma coisa dos sorvetes e bombons, pois os diets serão bem aceitos pelos que desejam manter o peso, assim como frutas.

É certo que, atualmente, seria difícil um restaurante pequeno manter, em seu quadro de funcionários, uma nutricionista. Não levará muito tempo e surgirão no mercado empresas de assessoria em alimentação.

Já pensou na propaganda do restaurante com assessoria?

- Aqui, alimentação balanceada orientada por nutricionista.
- Alimentos cozidos especialmente para regimes de baixa caloria, sem prejuízo do tempero.
- Faça a composição de suas calorias, com orientação profissional. Você não paga nada mais por isso.
- Experimente nossas frutas como sobremesa.

Em algumas capitais, há restaurantes que já anunciam certos pratos com a soma de suas calorias.

Nos Estados Unidos da América houve até uma lei obrigando os fornecedores de alimentos a exporem as quantidades de calorias. Causou, porém, muita polêmica devido à sua difícil aplicabilidade.

O caminho é este. A guerra contra a obesidade está declarada.

Philip Kotler, cita um dos ensinamentos do Marketing, diz: "Os problemas que infestam uma sociedade são apenas fontes de oportunidades de negócios". Isto retrata que as necessidades de uns são as oportunidades de outros.

O momento é de oportunidade e criatividade, mesmo para os pequenos bares. Imaginem a surpresa se, em seu "barzinho" preferido, você encontrar sua cerveja bem gelada e, como tira-gosto, peito de frango grelhado, aliado ao bate-papo com os amigos. Demos como exemplo o frango, entretanto, poderão ser carne, torrada *diet* com patê especial ou ricota e muitas outras variações. É preciso criatividade para manter os clientes.

Os supermercados só dão maior atenção ao setor *diet* e apresentam seção completa de alimentos destinados a clientes que desejam consumir menos calorias.

Só temos alimentos, bebidas, inclusive os que dependem de refrigeração, tais como: iogurtes, margarinas, sorvetes, requeijão etc.

Informações recentes sobre o assunto "alimentação de boa qualidade" estão à disposição dos clientes.

Os buffets também precisam estar atentos aos produtos diets e oferecer, em suas opções, as indicações de alimentos diets intercalados entre os de rotina. Exemplo: canapés com patês que não sejam tão gordurosos; entre as frituras, algumas alternativas de salgados e assim por diante. Nunca deixar de ter refrigerantes *diets*, de vários tipos, como guaraná, soda, tipo cola, laranja, tônica e jamais deixarem faltarem as águas com e sem gás.

Dessa forma, será difícil um cliente ficar mal servido. Não esquecer ainda as sobremesas; para completar um bom cardápio, é bom ter como opção uma fruta ou fatias de diversas frutas. Para finalizar um bom almoço ou jantar, o famoso cafezinho com opção pelo adoçante. Se forem oferecidos chocolatinhos ou balas, na saída, que se tenha a opção dos *diets*. Dessa forma, realmente, ninguém ficará insatisfeito e garanto que muita gente sentirá curiosidade em conhecer tal *buffet*.

Por estes pequenos exemplos, pois não estamos aqui fazendo um planejamento estratégico de Marketing, demonstramos que novas oportunidades de mercado surgem em relação aos *diets* e alimentos mais saudáveis.

Meu Caso

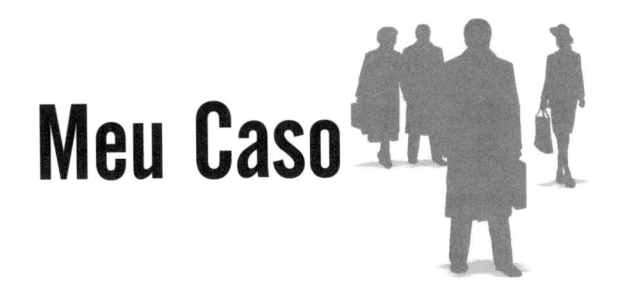

Para emagrecer, como já demonstrado, é necessário ingerir uma quantidade de calorias inferior a que o organismo precisa, a fim de suprir suas atividades. A manutenção do peso requer a ingestão de calorias equivalente ao dispêndio de energia.

Sabedor disso, raciocinei sobre minha situação, fiz uma avaliação geral de minha vida, aqui apresentada em tópicos:

- Sempre pensei muito nos outros; nunca em mim.
- Tinha uma hérnia de hiato, que me maltratava bastante, principalmente à noite, ao dormir; de vez em quando, acordava com regurgitação.
- Meu peso estava acima do recomendável: 120 quilos, quando deveria pesar entre 85 e 90.
- Minha vida era sedentária, ou melhor, só praticava esporte (futebol) aos sábados.
- Participava de festas, churrascos, jantares e outras comemorações e bebemorações (desculpem o neologismo particular).
- Só andava de carro, mesmo para pequenas distâncias.
- Minha pressão arterial tinha tendência a aumentar.
- Sentia dificuldade para calçar meias, sapatos, subir escada, entrar no carro, entre outras coisas.

- Tomava cerveja.
- Não observava a qualidade nem a quantidade de alimentos.
- Era difícil encontrar roupas que me caíssem bem.
- O relacionamento conjugal ficava comprometido pelo excesso de peso.
- Roncava demais, após as refeições.
- Fazia uso exagerado de banheiro.
- Não era qualquer cadeira ou cama que me aguentavam.
- Sofria gozações de todos, por ser gordo.
- Eu era apenas mais um gordo na praça.
- Não tinha auto-estima.
- Sabia que o gordo tem sua vida prejudicada e corre maior risco de doenças cardíacas.

Ao analisar esses tópicos, tomei uma decisão: buscar melhor qualidade de vida. Para isso, necessitaria:
1º) Mudar minha maneira de pensar.
2º) Emagrecer.

O mais importante foi mudar minha maneira de pensar; decidi pensar em mim. Para isso, passaria a gastar também comigo, além de meus familiares.

Com a ajuda de meu amigo "jarrinha" (Claudinei Ventura), consegui uma vaga no SPA Med Campus de Sorocaba e, imediatamente, internei-me por dez dias.

Vivi momentos maravilhosos no SPA. Não sofri nem reclamei de nada, porque estava com a "cabeça feita" e, quando se está fazendo o que realmente se quer, tudo é bom. É preciso amar o que se faz, para se obter bom resultado.

Ao sair do SPA, estava condicionado a alimentar-me pouco. Obedeci à orientação preconizada durante cinco meses. Emagreci, nesse espaço de tempo, 32 quilos, que não me fazem falta.

Algum tempo após o início do emagrecimento, começaram os elogios e os sinais de vitória pelo grande feito. Percebi, então, que havia realizado nada mais, nada menos do que a aplicação de uma ferramenta da qualidade total, o PDCA, que, por coincidência, eu estava estudando, tanto no meu serviço, quanto no meu curso de Pós-graduação em Marketing. Daí a idéia de aplicar o PDCA para o meu emagrecimento.

Adoçantes

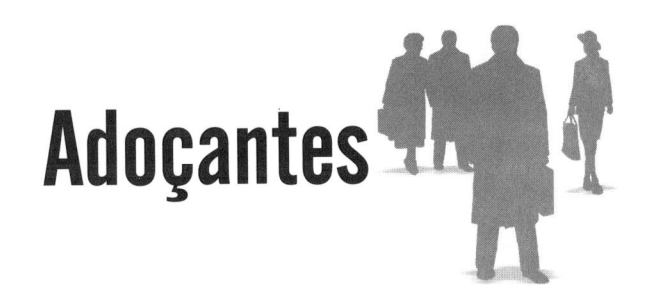

Se observarmos a evolução dos tempos, constataremos sinais de melhora, não só na Qualidade, mas também no conforto que a vida atual nos apresenta. E não pára por aí. Ao mesmo tempo em que nos sentimos contentes com determinado produto, alguém está estudando para melhorá-lo e ampliar suas propriedades.

Com o açúcar ocorreu a mesma coisa. Após o sistema de refinação e o Marketing utilizado em sua distribuição, seu uso foi por demais ampliado, chegando ao exagero.

É raro abrir uma revista que não estampe matérias com belas fotografias de doces cuidadosamente preparados, ensejando a prática daquelas receitas e despertando o apetite.

O emprego de adoçantes mais potentes, artificiais ou não, é um tanto recente em termos de história e, até hoje, muitos os rejeitam, principalmente por ignorarem o que realmente são, desconhecerem suas propriedades, seus benefícios e suas possíveis restrições.

Juliana Monteiro publicou, na revista *Boa Forma*, um artigo sobre adoçantes. Achamos seu conteúdo interessante e dele tiramos, em parte, subsídios para este trabalho, com a devida autorização da revista.

Atualmente, temos vários livros de receitas *diet* e *light*, mas citamos o de Gracia Wenna, muito bem elaborado, entitulado: *Delícias sem Açúcar*, que consegue satisfazer às pessoas amantes de belos doces, preparados com adoçantes, portanto, com poucas calorias.

A finalidade principal do adoçante é substituir o açúcar na combinação com outros produtos, no sentido de torná-los agradáveis ao paladar, com menor quantidade calórica.

Cada adoçante de nome comercial tem seu princípio ativo, cujas propriedades químicas passaremos a descrever.

GRUPO	PRINCÍPIO ATIVO	POTÊNCIA	QUANTIDADE CALÓRICA	PROPRIEDADES
Aspartame	Ácido Aspártico e fenilalanina	200 vezes a do açúcar	1g = 4 cal.	Não deixa gosto amargo na boca. Não produz cáries, nem câncer. Não pode ser usado por pessoas sensíveis a Fenilalanina. Não suporta altas temperaturas. Pode ser aquecido levemente.
Esteviosídeo	Stevia Rebaudiana	300 vezes a do açúcar	Não é calórico	Não produz cáries. Pode ser usado à vontade. Pode ir ao fogo.
Acesulfame - K	Acesulfame - K	200 vezes a do açúcar	Não é calórico	Não deixa sabor amargo ou metálico na boca. Pode ir ao fogo. Ingestão máxima recomendada: 15mg/kg de peso corporal por dia.
Sacarina	Sacarina	300 a 700 vezes a do açúcar	Não é calórico	Seu sabor é amargo. Já houve suspeita de provocar câncer. Pode ir ao fogo.
Ciclamato de Sódio	Ácido ciclâmico, Ciclamato de Sódio, Ciclamato de Potássio, Ciclamato de Cálcio	35 vezes a do açúcar	Não é calórico	Deixa gosto amargo na boca. Pode ir ao fogo. Existiram suspeitas do seu efeito cumulativo provocar câncer. Nos Estados Unidos é proibido.
Sorbitol	Substância natural, extraída da ameixa, da maçã, do pêssego e da cereja	50% menos doce que o açúcar	1g = 4 cal.	Não provoca cáries. Pode ir ao fogo.
Frutose	Substância natural extraída das frutas doces, vegetais e do mel de abelha	1,5 vezes mais doce que o açúcar	1g = 4 cal.	Não provoca cáries.
Açúcar Branco	Substância natural extraída da Cana-de-açúcar ou Beterraba	Açúcar	1g = 4 cal.	Facilita a formação de cáries. Eleva a taxa de glicose no sangue dos diabéticos. Em excesso, transforma-se em gordura.
Açúcar Mascavo	Substância natural obtida através da cristalização do melado	Igual ao açúcar	1g = 4 cal.	É rico em ferro.
Mel	Substância natural	Igual ao açúcar	1g = 4 cal.	Facilita a formação de cáries.

Observe a lista dos principais produtos existentes no mercado, seu fabricante, os tipos de adoçantes, a quantidade de calorias e a dose máxima diária recomendada no próprio produto, porém sugerimos, por precaução, não ultrapassarem a quantidade máxima diária recomendada de cada produto.

PRODUTO	FABRIC.	TIPOS DE ADOÇANTES	CALORIAS	DOSE MÁX. DIÁRIA
Cristaldiet	Nutrícia	Aspartame	4 por saquinho	63 saquinhos
Adocyl liq.	Virtus	Sacarina, Ciclamato e Sorbitol	0,01 por gota	64 gotas
Docy Low Pó	Virtus	Aspartame	4 por saquinho	63 saquinhos
Docy Low Liq.	Virtus	Aspartame e Sorbitol	0,4 cada 5 gotas	700 gotas
Adocyl C Pó	Virtus	Ciclamato e Sacarina	2,44 por saquinho	7 saquinhos
Aspasweet	Vepê	Aspartame	0,3 por comprimido	147 comprimidos
Aspasweet em Pó	Vepê	Aspartame	3,18 por saquinho	73 saquinhos
Assugrin Liq.	Vepê	Ciclamato e Sacarina	Zero	56 gotas
Assugrin em Pó	Vepê	Ciclamato e Sacarina	2,94 por saquinho	9 saquinhos
Tal e Qual em Pó	Vepê	Ciclamato e Sacarina	11 por colh./sopa	Não estipulada
Dietil	Nutrícia	Sorbitol, ciclamatos e Sacarina	2,4 por ml	120 gotas
Doce Menor Liq.	Vepê	Ciclamato e Sacarina	Zero	42 gotas
Doce Menor em Pó	Vepê	Ciclamato e Sacarina	2,94 por saquinho	9 saquinhos
Finn Adoçante em Pó	Boehringer	Aspartame	4 por saquinho	60 saquinhos
Finn Adoçante Liq.	Boehringer	Aspartame	0,42 cada 5 gotas	300 gotas
Finn Comprimidos	Boehringer	Aspartame	0,07 por comprimido	120 comprimidos
Gold Adoçante	Vepê	Aspartame	0,3 por comprimido	147 comprimidos
Gold Adoçante Liq.	Vepê	Aspartame e Sorbitol	0,6 cada 5 gotas	700 gotas
Gold Adoçante em Pó	Vepê	Aspartame	3,18 por saquinho	73 saquinhos
Gold Adoçante Fácil em Pó	Vepê	Aspartame	4 por grama	Não estipulada
Frutose	Vepê	Frutose	4 por grama	Não estipulada
Frutak Adoçante em Pó	Vepê	Frutose	4,55 por saquinho	4 saquinhos e meio
Frutose Gerbeaud	Gerbeud	Frutose	4 por grama	60 gramas
Frutose Slim	Slim	Frutose	4 por grama	Não tem limite
Zero-Cal Gotas	Slim	Aspartame	1,31 cada 10 gotas	700 gotas
Zero-Cal Comprimidos	Slim	Aspartame	0,3 por comprimido	140 comprimidos
Zero-Cal Pó	Slim	Aspartame	3,2 por saquinho	70 saquinhos
Sucaryl Pó	Abbott	Ciclamato e Sacarina	1,69 por saquinho	11 saquinhos
Sucaryl Comprimidos	Abbott	Ciclamato e Sacarina	0,01 por comprimido	23 comprimidos
Sucaryl Solução	Abbott	Ciclamato e Sacarina	Zero	58 gotas

Essas são as principais informações para o seu dia-a-dia. Se prestarmos atenção, num simples cafezinho, podemos ingerir apenas quatro calorias (com aspartame), ao passo que, utilizando o açúcar comum no mesmo cafezinho, a quantidade de calorias seria igual a sessenta. Se ingeridos cinco cafezinhos ao dia, é só multiplicar a quantidade de calorias ingeridas com adoçante e com açúcar.

- 5 cafés com adoçante = 20 calorias.
- 5 cafés com açúcar = 100 calorias.

Obs.: Foram desprezadas as calorias do café.

Uma dieta para emagrecimento, mais agradável ao paladar, certamente deverá ser feita à base de adoçantes, que, além de conterem uma quantidade menor de calorias (o que é desejável), ainda trazem a vantagem de não produzir cáries dentárias.

Tratamento da Obesidade

Como já enfatizamos, nosso propósito não é sugerir determinado método de emagrecimento e, sim, uma forma de detectar, estimular executar um método e depois manter, para sempre, o peso adequado ao biotipo de cada um.

No entanto, como tem sugido uma panacéia do emagrecimento, a título de informação, apresentaremos neste capítulo, de maneira sintética, os principais tratamentos da obesidade.

Dieta

Estamos convictos de que a dieta é a melhor forma de se combater e evitar a obesidade. Além de propiciar diminuição de peso, quando necessário, é a única a apresentar a vantagem de se conseguir a manutenção do mesmo, para toda a vida, dada a educação alimentar que se obtém em uma dieta emagrecedora.

A dieta orientada por especialista tem a propriedade de oferecer, além da qualidade, o balanceamento dos alimentos, com as respectivas necessidades calóricas e nutricionais.

Na dieta, existem vários fatores a serem considerados:
- Fazê-la sempre orientada por especialista.
- Para diminuir peso, a ingestão de calorias diárias precisa ser menor que a requerida pelo organismo, considerando-se suas atividades.
- A dieta, como também uma alimentação saudável, requer um balanceamento entre proteínas, carboidratos, gorduras, vitaminas e sais minerais necessários ao organismo. Cada nutriente é importante para determinada função do corpo e, às vezes, insubstituível.
- Regime de jejum é um método que envolve riscos.

Existem muitas dietas parciais, como a da "lua" (tomar só líquidos um dia por semana, quando muda a fase da lua), da "sopa" (no almoço e no jantar), das "frutas" (só comer determinada fruta), o "mexicano" dos 13 dias, da "berinjela", do "boldo" (tomar boldo macerado pela manhã em jejum) e outros que prometem emagrecimento rápido, mas, sua eficiência é discutível, pois, se não houver ingestão total de calorias menor que as necessidades, não haverá diminuição de peso. Outra consideração: não se vai ficar utilizando um método desses para sempre; daí nossa predileção por uma dieta integral balanceada, que serve para a vida toda.

É lógico que, se a dieta for associada a uma atividade física constante, o resultado será bem melhor.

Anastomoses Cirúrgicas

Pessoas obesas, que já tentaram vários métodos de emagrecimento e não tiveram sucesso, por esta ou aquela razão, têm optado por cirurgias no estômago e nos intestinos, na tentativa de diminuir a ingestão de alimentos pela redução do estômago, ou a absorção intestinal. É um tratamento que depende de indicação médica e deve ser orientado por especialista na área, pois a observação pós-operatória é imperiosa, para se evitarem possíveis complicações.

Não são as próprias pessoas que determinam ser operadas e sim há indicação pelo médico que a está atendendo. O especialista é quem define a indicação da cirurgia em um obeso mórbido.

Tratamento Medicamentoso

1. Farmacologia e fórmulas.
O tratamento da obesidade pode ser feito através de medicamentos **alopáticos, homeopáticos** ou **fitoterápicos**.

Eles podem se classificar também em anorexígenos, sacietógenos, termogênicos, laxantes, diuréticos, tranqüilizantes, antidepressivos etc.

Os **anorexígenos**, ou inibidores de fome, são os mais utilizados. Eles realmente tiram a fome mas têm efeitos colaterais como taquicardia, secura de boca, insônia, ansiedade, agitação, além do risco de causar dependência.

Os **sacietógenos** agem como saciadores da fome e promovem a sensação da pessoa estar satisfeita.

O medicamento **termogênico** é aquele que acelera o metabolismo corporal promovendo maior consumo de calorias. A moda é falar em *fat burners* que prometem uma queima maior de gorduras, mas sua atuação é polêmica.

O **laxante** tem a função específica de estimular os intestinos a eliminar o bolo fecal mais rápido.

O **diurético** tem a função de aumentar a eliminação de urina.

O **tranqüilizante** tem sido usado para diminuir a ansiedade da pessoa devido ao regime ou para combater o efeito colateral dos anorexígenos.

Da mesma forma o **antidepressivo** tem a função de normalizar o humor da pessoa que está deprimida por não comer. Alguns têm efeito termogênico.

Quando se toma medicamento para inibir a fome, está se mudando apenas o comportamento da pessoa, mas suas crenças e sua identidade continuam da mesma forma. Exemplo: "**Eu sou gordo e acredito em comer por prazer**". Após o emagrecimento esta pessoa fará de tudo "inconscientemente" para manter sua identidade de ser gorda e terá comportamentos para sustentar sua crença de comer por prazer. Logicamente, os alimentos que ela come por prazer são muito calóricos, tais como massas, doces, chocolate, pães, carnes gordas etc.

Eis aí a razão do efeito sanfona : tomando remédio emagrece porque eliminou a fome, mas depois engorda novamente porque continua com a mesma identidade de ser gorda ou a mesma crença de comer por prazer.

2. Drogas para acelerar o metabolismo.

As drogas que aceleram o metabolismo ainda estão em estudo.

Muitas fórmulas ou chás anunciam que são naturais e fazem perder peso. Na maioria dos casos, porém, são realmente naturais, pois não causam efeitos nocivos ao organismo, mas, sua ação não passa de laxante ou diurética. Nestes casos, a pessoa está perdendo líquidos e, junto com os líquidos, perdem potássio e sódio.

Ultimamente, têm sido usados os *fat burners* como queimadores de gordura; na realidade, são complementos alimentares.

Outros como Ripped Fuel, L-Carnitin ou Super Cuts também prometem acelerar o metabolismo, sempre conjugados a exercícios físicos. Pelo fato de possuírem, na fórmula, efedrina e cafeína, as pessoas aguentam melhor os exercícios e perdem mais peso. Seu efeito de queimar gordura ainda não está comprovado.

Os produtos Herbalife, trazendo o conceito de nutrição celular. Existem na forma de *shake* e comprimidos à base de ervas, minerais, vitaminas e proteínas. Então, tomam-se os comprimidos e substituem-se as refeições pelo *shake*, cujos efeitos colaterais, porém, ainda não foram bem descritos.

Aqui fazemos a mesma consideração dos anorexígenos: ao parar de tomar os medicamentos, tudo volta ao normal. Quem tomará esses produtos a vida toda?

Atividade Física

Na atualidade a tendência das pessoas é de ter vida sedentária, fazendo menos atividade física. A tecnologia também contribui para isso. Veículos modernos, direção hidráulica, vidros elétricos, aparelhos domésticos, TV, DVD e vídeo com controle remoto etc. fazem com que as pessoas cada vez se mexam menos. A pessoa sedentária tem o metabolismo mais lento propiciando o maior acúmulo de calorias e, conseqüentemente, maior quantidade de gordura corporal. Para emagrecer é necessário fazer exercício físico diário.

O exercício torna mais eficiente o trabalho da insulina no organismo e proporciona maior queima de gordura.

Os melhores exercícios são: caminhada, natação, ciclismo, hidroginástica etc. Atividade física é movimentar-se no dia-a-dia e exercício é a repetição de determinados movimentos. Exemplo: caminhar, nadar, pedalar etc., no mínimo uma hora ininterrupta para um bom resultado.

A partir dos 25 anos de idade, o corpo apresenta perda de massa muscular progressiva que vai sendo substituída por gordura. Os exercícios físicos moderados evitam esse processo.

O que o corpo ganha com corridas ou exercícios físicos (Fonte de Ricardo Nahas, Ricardo Kortas e Marcelo Baboghluian, especialistas em medicina do esporte).

Coração: ajuda a fortalecer e melhora a sua eficiência. Ganha capacidade para bombear mais sangue com menos batidas.

Circulação: o sangue circula mais pelo corpo, aumentando a entrada de oxigênio nos tecidos, o que otimiza a função dos órgãos.

Sono: ajuda a pessoa a dormir; segundo especialistas, não existe calmante melhor do que um corpo cansado.

Peso: uma pessoa de 70 quilos queima cerca de 450 calorias a cada uma hora de corrida sem interrupção. Ao caminhar, queima 300 calorias.

Ossos: estimula a formação de massa óssea, ajudando a prevenir doenças como a osteoporose.

Pressão arterial: promove maior elasticidade dos vasos sangüíneos, o que ajuda a manter a pressão baixa; ideal para hipertensos.

Pulmão: a função é maximizada, principalmente na porção superior do órgão-um dos principais focos de infecção respiratória. Corredores correm menos risco de contrair tal tipo de infecção.

Glicemia: as taxas de glicose caem, e as células se tornam mais sensíveis à insulina, o que reduz os níveis de açúcar no sangue e ajuda portadores de diabetes.

Colesterol: os níveis de LDL (colesterol "ruim") diminuem.

Estresse: o hormônio cortisol, liberado quando a pessoa está estressada, é queimado durante a corrida.

Cérebro: aumenta os níveis de serotonina, neurotransmissor associado à depressão.

Humor: após o exercício, o corpo libera endorfina, substância que provoca euforia passageira.

Músculos: a corrida queima a gordura dos tecidos musculares, deixando-os mais fortes e "enxutos".

Rins: o aumento da circulação melhora a função rim, que filtra o sangue e reduz o número de substâncias tóxicas que circulam pelo corpo.

Cartilagem: pessoas que correm têm cartilagem das articulações mais espessa, o que protege melhor a região.

Portanto, exercícios físicos são necessários e devem ser realizados durante a vida toda.

Terapia Psicológica

Algumas pessoas apresentam graus de ansiedade que as impelem a uma superalimentação, ocasionando obesidade. Distúrbios emocionais poderão causar essa compulsão.

Nesses casos, é indicada uma terapia psicológica, que ajudará a resolver os problemas emocionais, evitando-se o exagero da alimentação. Não temos dúvidas de que, uma vez obesa, a pessoa também poderá apresentar reações psicológicas secundárias, relacionadas à imagem física, dificultando seu relacionamento.

Imaginem uma moça ou rapaz obeso: que dificuldades terão para namorar!

O tratamento psiciterápico, nesse caso, poderá ser útil, eliminando a compulsão (que é a causa central) ou como coadjuvante num processo de emagrecimento.

Os Grupos de Apoio a obesos ajudam bastante as pessoas, nesse particular, porque podem funcionar como uma psicoterapia de grupo.

Existem, ainda, outros tipos de tratamento de obesidade: acupuntura, massagens, ginástica passiva etc.; entretanto, deve-se pensar mais num tratamento eficaz não só para reduzir a obesidade, como também para a manutenção do peso ideal.

Funções das Gorduras
(LIPÍDIOS)

Citamos anteriormente que uma dieta saudável deve ser balanceada e em quantidade adequada a cada pessoa. Entre os nutrientes vamos destacar o papel das Gorduras, pois exercem grande influência nas dietas e suas funções e necessidades são mal compreendidas.

A gordura é considerada o combustível mais energético das nossas células, porque possui nove calorias em cada grama.

A gordura corporal, no homem, está entre 15 e 17% de seu peso e, na mulher, a média é de 25%. As células gordurosas armazenam as gorduras, que ficam disponíveis no organismo.

Os carboidratos (açúcares) quando ultrapassam a necessidade orgânica são transformados em gorduras e ficam armazenados.

Essas gorduras exercem função protetora contra choque mecânico, como isolante térmico, por estarem distribuídas sob a pele, aumentando a resistência do corpo, quando exposto ao frio.

As gorduras ainda desempenham uma função de transportadoras das vitaminas lipossolúveis A, D, E e K; para essa função específica, são necessárias, no mínimo, vinte gramas de gordura por dia. Se não houver esta ingestão mínima diária, poderá ocorrer hipovitaminose.

Há três tipos de gordura:
- **A gordura saturada** encontrada nas carnes contém dois tipos de colesterol. O HDL que é o colesterol "bom" e o LDL, que é o colesterol "ruim": "nosso inimigo".
- **A gordura insaturada,** existente nos peixes e nos vegetais, com exceção do óleo de coco.
- **A gordura polinsaturada,** predominante no azeite de oliva, tem ação auxiliar no metabolismo do colesterol.

A ingestão de gordura deve ser bem calculada, para evitar excesso, pois este, além de prejudicial às artérias, irá se acumular no organismo, aumentando-lhe o peso.

Os americanos, por exemplo, ingerem 48% do total de calorias em sua alimentação, enquanto os japoneses ingerem apenas 28%.

Como em capítulos anteriores, não estamos preconizando nenhum regime ou dieta, apenas deixamos aqui um alerta: na luta contra a obesidade, as gorduras devem ser vistas como aliadas, utilizadas dentro das necessidades e de acordo com a orientação estabelecida na dieta.

Para maior ilustração, citamos a dieta do Mediterrâneo, que consiste em:
- **Muito:** pão, vegetais, peixes, cereais, frutas, nozes, azeite de oliva e três copos diários de vinho tinto;
- **Pouco:** carnes vermelhas, manteiga, creme de leite e alimentos fartos em gordura.

Comentários: Nessa dieta, utilizam-se quantidades maiores de gorduras dos vegetais, dos peixes, das nozes e do azeite de oliva, em que predominam as insaturadas e as polinsaturadas; pouca gordura saturada das carnes vermelhas, dos derivados do leite e outros alimentos. Essa alimentação combate o colesterol LDL com o azeite de oliva, permitindo o transporte das vitaminas A, D, E e K, pelo uso das gorduras ingeridas. É uma forma inteligente de se alimentar.

Portanto, seu futuro depende de uma dieta inteligente e para sempre.

O Valor das Fibras na Prisão de Ventre

Quando se mudam os hábitos alimentares, seja por uma dieta emagrecedora ou apenas por uma reeducação alimentar, dependendo da adequação dessa nova dieta, um desconforto poderá ser ocasionado: a prisão de ventre.

Acredito não haver coisa pior do que a prisão de ventre, pelo mal-estar proporcionado, e que leva ao desespero, caso o problema não seja resolvido.

Muitas pessoas precisam até ser internadas em conseqüência de uma prisão de ventre não solucionada, nem mesmo pelos mais adequados medicamentos ou técnicas específicas.

Cada organismo tem um ritmo intestinal, que determina quantas vezes ao dia ou na semana deverá expelir seus excrementos.

Normalmente, os intestinos funcionam obedecendo ao hábito condicionado. É muito comum isso acontecer pela manhã ou após as refeições, o que se explica pela exaltação do reflexo gastro-entero-cólico. Tal função é apenas uma estimulação dos intestinos pelos alimentos no estômago, independente de sua qualidade.

Outra razão de estímulo intestinal é o estado emotivo.

Cada pessoa tem seu ritmo e poderá evacuar uma ou mais vezes ao dia e, outras, algumas vezes na semana.

O que caracteriza uma prisão de ventre ou constipação intestinal é a diminuição do número de evacuações a que estava habituado, com fezes ressecadas, endurecidas e com escassez de restos alimentares digeríveis.

É muito comum as mulheres serem mais sujeitas à prisão de ventre do que os homens.

As dietas emagrecedoras inadequadas podem ocasionar prisão de ventre, pois alteram os hábitos alimentares, diminuindo, principalmente, a ingestão de líquidos e de alimentos ricos em fibras.

É recomendável uma ingestão diária de aproximadamente vinte gramas de fibras.

As fibras são carboidratos não-digeríveis e não-absorvíveis pelo ser humano e se encontram principalmente nas paredes das células dos vegetais, conferindo textura e firmeza aos cereais, frutas, verduras e leguminosas. Elas evitam a prisão de ventre, dão saciedade e servem para eliminar algumas gorduras e carboidratos.

Em países onde o consumo de fibras na alimentação é alto, observa-se menor incidência de doenças como câncer de cólon, diverticulose, hemorróidas, cardiopatias, hérnia de hiato e diabetes.

No Brasil, muitas pessoas também atentaram para esse detalhe e estão usando farelo de trigo, de milho e outros alimentos fibrosos, cuidadosamente associados, como a granola, por exemplo.

Daí, conclui-se que é bem melhor procurar ingerir alimentos fibrosos na dieta, e tomar bastante líquido para amolecer as fezes.

É aconselhável exercitar-se, pois os exercícios físicos favorecem as contrações naturais dos intestinos. Educar os intestinos, defecando quando se tem vontade ou escolhendo determinada hora, promoverá um hábito sadio, natural, dispensando o uso de laxantes e, o melhor de tudo, evitará o terrível sintoma da prisão de ventre.

A seguir, apresentamos uma relação, fornecida pela Kellogg's do Brasil, dos principais alimentos que contém bastantes fibras:

ALIMENTO	PORÇÃO	FIBRAS
Abacaxi	½ xícara	1.1
Alface	1 xícara	0.9
Ameixa	5 unidades	0.9
Arroz Branco	½ xícara	0.2
Arroz Integral	½ xícara	1.0
Banana	1 (média)	2.4
Batata (com casca)	1 (média)	2.5
Batata Doce	½ (média)	1.7
Brócolis	½ xícara	2.2
Cenoura	½ xícara	2.3
Couve	½ xícara	1.4
Ervilha Seca	½ xícara	4.7
Espaguete	1 xícara	1.1
Espaguete Integral	1 xícara	3.9
Espinafre	½ xícara	2.1
Feijão	½ xícara	7.3
Feijão Branco	½ xícara	6.0
Laranja	1 (média)	2.6
Lentilha	½ xícara	3.7
Maçã (com casca)	1 (média)	3.5
Massas	1 xícara	1.0
Melão	¼ de melão	1.0
Milho Verde	½ xícara	2.9
Morango	1 xícara	3.0
Pão Branco	1 fatia	0.4
Pão Integral	1 fatia	1.4
Pêra (com casca)	½ (grande)	3.1
Suco de Laranja	½ xícara	0.5
Tomate	1 (médio)	1.5
Uva Passa	¼ xícara	3.1
Vagem	½ xícara	1.6

Emagrecimento Definitivo

Até aqui só houve a preocupação de informar como emagrecer e chegar a um corpo ideal. Se o pensamento for para emagrecer, os dados fornecidos ajudarão. Existe agora outra preocupação: manter-se no peso ideal.

A revista americana *Consumer Reports* fez uma pesquisa com mais de trinta mil pessoas, das quais 25% conseguiu manter a boa forma pelo menos por um ano após o emagrecimento.

A estratégia usada após o emagrecimento foi: comer menos doces e *fast-food*, praticar exercícios pelo menos três vezes por semana, comer mais frutas, verduras e legumes, reduzir a quantidade de comida nas refeições, evitar salgadinhos entre as refeições e evitar comer massas em geral e pães brancos.

Além das considerações citadas ainda acrescentaram na dieta os grãos integrais, combinaram carboidratos com alimentos neutros (frutas, verduras e legumes) ou de poucas calorias (carne de aves, soja, peixes, clara de ovo e queijos brancos).

Incluíram gorduras saudáveis como azeite de oliva nas saladas; abacate, nozes e castanhas.

Como podemos perceber, o importante para a manutenção do

peso é variar bem o cardápio com muitas escolhas de alimentos e não se privar de comer. Nessas escolhas está em primeiro lugar a qualidade da alimentação e em segundo a quantidade.

Escolher os melhores carboidratos, as melhores proteínas e os melhores alimentos gordurosos. Eis aí o segredo, somados aos exercícios físicos.

Como dissemos na apresentação, para conseguir essa reeducação alimentar é necessário pensar na possibilidade de emagrecer, sentir a sensação agradável de como é bom ter um corpo bonito e saudável, e vontade de promover as ações com metas curtas para a plena realização do objetivo.

No consultório nós pedimos para o cliente fazer uma lista dos aniversários que ele irá durante um ano, bem como a quantidade de casamentos, os feriados, os dias que sai para comer fora, os churrascos e pequenas comemorações de festinhas de escolas, empresas etc. Enfim solicitamos que o cliente some estas festas.

Tem cliente que participa de mais de 150 festas num ano, festas estas em que o inconsciente praticamente "libera" a pessoa para comer o que quizer, pois, "é dia de festa, então hoje pode".

Observe caro leitor, se num ano que tem 365 dias a pessoa "liberou geral" mais ou menos 150 dias, isto é, exagerou no excesso de calorias, sobra poucos dias para se fazer a compensação.

Nossa opinião é de que se preste atenção consciente nas festas, caso contrário, a manutenção do peso fica comprometida.

Essa observação ajuda no **emagrecimento definitivo**.

Emagrecimento Definitivo

Até aqui só houve a preocupação de informar como emagrecer e chegar a um corpo ideal. Se o pensamento for para emagrecer, os dados fornecidos ajudarão. Existe agora outra preocupação: manter-se no peso ideal.

A revista americana *Consumer Reports* fez uma pesquisa com mais de trinta mil pessoas, das quais 25% conseguiu manter a boa forma pelo menos por um ano após o emagrecimento.

A estratégia usada após o emagrecimento foi: comer menos doces e *fast-food*, praticar exercícios pelo menos três vezes por semana, comer mais frutas, verduras e legumes, reduzir a quantidade de comida nas refeições, evitar salgadinhos entre as refeições e evitar comer massas em geral e pães brancos.

Além das considerações citadas ainda acrescentaram na dieta os grãos integrais, combinaram carboidratos com alimentos neutros (frutas, verduras e legumes) ou de poucas calorias (carne de aves, soja, peixes, clara de ovo e queijos brancos).

Incluíram gorduras saudáveis como azeite de oliva nas saladas; abacate, nozes e castanhas.

Como podemos perceber, o importante para a manutenção do

peso é variar bem o cardápio com muitas escolhas de alimentos e não se privar de comer. Nessas escolhas está em primeiro lugar a qualidade da alimentação e em segundo a quantidade.

Escolher os melhores carboidratos, as melhores proteínas e os melhores alimentos gordurosos. Eis aí o segredo, somados aos exercícios físicos.

Como dissemos na apresentação, para conseguir essa reeducação alimentar é necessário pensar na possibilidade de emagrecer, sentir a sensação agradável de como é bom ter um corpo bonito e saudável, e vontade de promover as ações com metas curtas para a plena realização do objetivo.

No consultório nós pedimos para o cliente fazer uma lista dos aniversários que ele irá durante um ano, bem como a quantidade de casamentos, os feriados, os dias que sai para comer fora, os churrascos e pequenas comemorações de festinhas de escolas, empresas etc. Enfim solicitamos que o cliente some estas festas.

Tem cliente que participa de mais de 150 festas num ano, festas estas em que o inconsciente praticamente "libera" a pessoa para comer o que quizer, pois, "é dia de festa, então hoje pode".

Observe caro leitor, se num ano que tem 365 dias a pessoa "liberou geral" mais ou menos 150 dias, isto é, exagerou no excesso de calorias, sobra poucos dias para se fazer a compensação.

Nossa opinião é de que se preste atenção consciente nas festas, caso contrário, a manutenção do peso fica comprometida.

Essa observação ajuda no **emagrecimento definitivo**.

Dicas Úteis

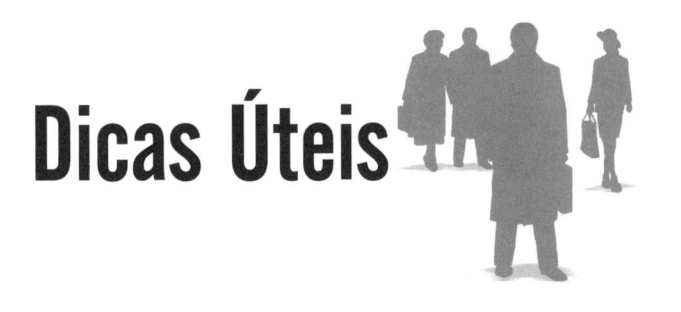

O ato de alimentar-se deveria ser considerado uma arte; entretanto, como é um instinto tão básico e necessário, as pessoas não lhe atribuem o real valor e comem mesmo sem prazer, sem planejamento.

Boas maneiras à mesa ajudam no emagrecimento, pois inibem a gula. Quem, ao alimentar-se, usa de boas maneiras, geralmente é magro.

Veja algumas dicas que lhe poderão ser úteis:

1. Antes de iniciar qualquer emagrecimento, consulte um médico.
2. Tenha boas maneiras à refeição. Coma devagar, mastigando bem os alimentos e procure não falar durante a mesma.
3. A salada deve ser o primeiro prato.
4. Evite frituras e gorduras em geral.
5. Substitua a manteiga por requeijão magro ou ricota, durante o emagrecimento.
6. Use pouco leite, o desnatado é melhor, também enquanto perdurar o emagrecimento.
7. Evite açúcar e doces. Use adoçante.
8. Evite líquidos durante as refeições.
9. Procure fazer a refeição em hora certa.

10. É melhor emagrecer comendo. Nada de jejum.
11. Mastigue bem os alimentos e procure sentir o seu sabor.
12. Coma só uma vez em cada refeição.
13. Levante-se da mesa ao terminar de comer.
14. Refrigerante só *diet* e fora das refeições.
15. Ao preparar a comida ou quando estiver à espera de alguém, evite biliscar.
16. Caminhe pelo menos uma hora por dia.
17. Se puder, prefira escadas, ao invés de elevador.
18. Coma nos horários certos, logo você se acostuma.
19. Para emagrecer, ingira menos calorias do que seu organismo necessita.
20. Submeta-se a controle médico.
21. Freqüentar o SPA ajuda a iniciar o regime.
22. Faça exercícios controlados por alguém especializado.
23. Só use remédios para emagrecer com indicação médica.
24. Pense sempre numa reeducação alimentar continuada.
25. O tempo de emagrecimento é importante.
26. A obesidade pode sofrer influência genética.
27. Preste muita atenção às gorduras. Algumas são suas inimigas. Elas precisam ser selecionadas.
28. Acumular calorias depende de Matemática: maior ingestão que gasto, engorda.
29. Só se mantém o peso, controlando-o.
30. Coma alimentos balanceados e adequados.
31. Atividade física ajuda a controlar o peso. Caminhar é muito bom.
32. Freqüentar academia de ginástica é saudável sob todos os aspectos.
33. Coma alimentos fibrosos, para os intestinos funcionarem.
34. Dentre os óleos, o azeite de oliva é o melhor, porém, não abuse.
35. Nenhum emagrecimento se dá bem com álcool, sob qualquer forma. É proibido.

38. Evite alimentar-se demais antes de dormir.
39. Uma colher das de sopa de óleo contém 120 calorias.
40. Às vezes, você não emagrece em determinado período; mas persista.
41. Beba muita água. Sempre é necessária e não contém calorias.
42. Prefira carne, frango ou peixe grelhados, assados ou cozidos.
43. Quando alguém o elogiar pelo emagrecimento, agradeça-lhe.
44. Mude sua mentalidade e, depois, o comportamento.
45. É importante cultivar hábitos alimentares sadios. Procure conhecê-los bem.
46. O sucesso do seu emagrecimento depende, em primeiro lugar, de você; depois, dos outros.
47. A prevenção da obesidade através dos exercícios regulares e de uma dieta apropriada é mais bem-sucedida que seu tratamento.
48. Aprender a alimentar-se é uma necessidade.
49. Você pode comer com qualidade em qualquer lugar; é só saber o que quer.
50. Nas frituras, você ingere muito óleo com os alimentos.
51. Para seu prazer, use produto *diet* de confiança (refrigerante, sorvete, bombom, iogurte etc.)
52. Observe a quantidade de calorias do suco de laranja. São muitos.
53. Use leite desnatado para diminuir o aporte de gordura.
54. Lembre que maionese, manteiga, gema de ovo, margarina e creme de leite são gordurosos.
55. Cuidado quando comer canapés; geralmente são gordurosos.
56. Atenção! O óleo da salada contém muitas calorias, evite-o. Se puder, use azeite de oliva, pelo menos, é mais saudável.
57. Chapas ou frigideiras antiaderentes permitem preparo sem óleo.
58. Tome sopas com alimentos pouco calóricos.
59. Cores vivas no prato aumentam o apetite.
60. Ouvir música rápida faz com que a pessoa mastigue mais depressa e não perceba os sinais de saciedade.

61. Mesa com muitas opções aumenta o consumo de alimentos.
62. Comer acompanhado e conversando faz a pessoa ingerir mais alimentos.
63. Cuidado, no inverno e no outono come-se mais. Policie-se.

Faça seu PDCA
ROTEIRO

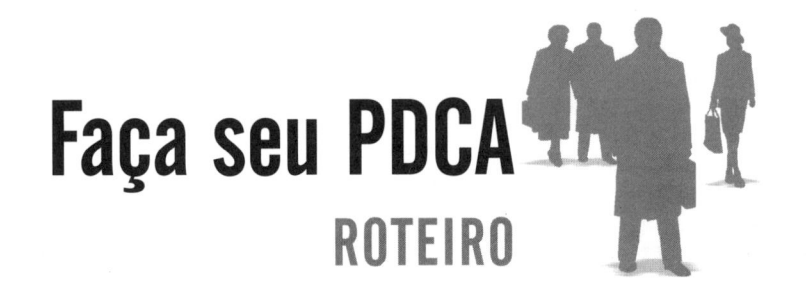

Nas páginas seguintes, apresentamos um roteiro para se elaborar um PDCA.

Na primeira, existe um questionário para ser respondido e a fórmula para cálculo de seu peso, com seus parâmetros acima e à direita da folha.

Os outros quadros são auto-explicativos e devem ser preenchidos com exatidão.

Roteiro

NOME	IDADE	ALTURA	PESO

P – PLANEJAR

PARÂMETROS
IMC menor que 27, aceitável
IMC entre 27 e 30, acima do peso
IMC maior que 30, obeso

a) Diagnóstico ------>IMC = $\dfrac{\text{Peso}}{\text{Altura} \times \text{Altura}}$ = _____

b) Sintomas ou sinais:

	SIM	NÃO
Hérnia de hiato	( )	( )
Doença cardíaca	( )	( )
Ácido úrico elevado	( )	( )
Abuso de alcoólicos	( )	( )
Vida Social com festas	( )	( )
Outros o chamam de gordo	( )	( )
Vida familiar prejudicada por ser gordo	( )	( )
Ronca demais	( )	( )
Diabete	( )	( )
Pressão alta	( )	( )
Vida sedentária	( )	( )
Dificuldade para comprar roupas	( )	( )
Evacua mais de uma vez/dia	( )	( )
Dificuldade para calçar meias, sapatos ou subir escadas	( )	( )

Se seu IMC é maior que 27 e respondeu Sim em mais de 4 itens, continue planejando o PDCA.

c) Objetivo: Emagrecer

d) Meta: Emagrecer____quilos em____meses, a partir do dia___/___/___

e) Método:

	SIM	NÃO
Consultar um médico especialista	( )	( )
Internar-se em um SPA	( )	( )

Neste item, você pode consultar um médico, que irá avaliá-lo e orientar um processo para ser cumprido, ou internar-se num SPA, onde tudo isso poderá ser realizado. Você escolhe a melhor opção, de acordo com suas possibilidades.

f) Mude sua forma de pensar e assuma a nova postura frente à Qualidade de Vida.

Roteiro - continuação

D – Fazer, aplicar o planejado

Caso você tenha optado por um médico especialista, ponha em prática a ação e comece logo. Não deixe para depois.
Se você planejar ir para um SPA, tome providências o mais rápido possível.
Nenhuma idéia tem validade, se não for acompanhada da ação para executá-la.

C – Checar, avaliar

Nesta etapa, você vai avaliando, de acordo com a primeira etapa, ou seja:
- avalie semanalmente seu IMC. Deverá ir diminuindo; dependerá de você pesar-se uma vez por semana, de preferência mais ou menos na mesma hora, na mesma balança e ir aplicando a fórmula:

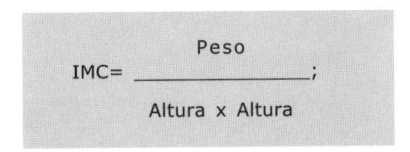

$$IMC = \frac{Peso}{Altura \times Altura};$$

- observe se os sintomas e sinais diminuem de intensidade desaparecem;
- anote os resultados;
- veja se está emagrecendo, ouça o que os outros falam e sinta o que está mudando;
- cheque a evolução do emagrecimento em relação ao tempo programado;
- analise se o método escolhido está dando resultado positivo.

Não perdendo peso, identifique onde está o erro. Ex.: Se é programado para você caminhar uma hora por dia e você não cumpre o estabelecido, seu processo está comprometido.

A – Atue corretivamente

Se na etapa anterior você detectou algum erro, corrija e reinicie o emagrecimento.
Não ligue para pequenos deslizes. Ex.: Se foi detectado, na etapa anterior, que não caminhou uma hora por dia, nesta etapa você deverá corrigir a falha.
Persista.

Tabela de Calorias

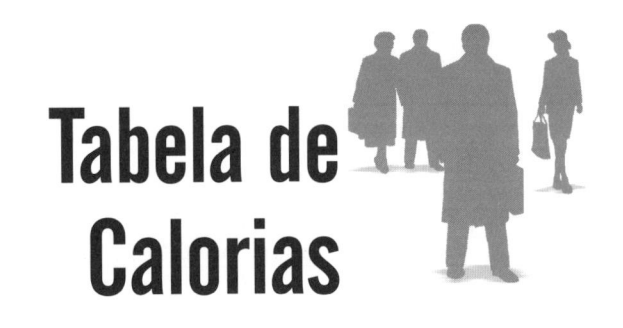

Com o objetivo de orientar as pessoas interessadas em saber quantas calorias têm determinado alimento, apresentamos uma relação de produtos com suas respectivas quantidades calóricas.

Lembramos aos leitores que, para emagrecer não se deve apenas escolher alguns alimentos, aleatoriamente, somando-lhes as calorias.

O regime deverá conter uma dieta devidamente balanceada por profissionais competentes, no sentido de apresentarem grupos de alimentos necessários ao organismo e que possibilitem o emagrecimento.

Obs.: nas tabelas que virão a seguir, a faixa escura representa a predominância do nutriente: proteína, gordura ou carboidrato.

Alimento	Porção	Peso(g)	Cal.	Prot.(g)	Gord.(g)	Carboid.(g)
Abacate	1 Médio	290	469,8	6,09	47,6	18,3
Abacaxi	1Rodela	80	42,0	0,3	0,2	11,0
Abacaxi, suco	1 copo	250	135,0	0,7	0,3	32,5
Abóbora	1 colh./Sop.	25	10,0	0,3	0,1	2,4
Abobrinha	1 média	110	30,6	1,1	0,2	6,0
Abricó	1 médio	38	17,8	0,4	0,1	4,9
Acelga	1 Copo	44	8,4	0,5	0	1,3
Acerola	1 Unidade	8	2,2	0	0	0,5
Acerola, Suco Nat.	½ Copo	100	23,0	0,4	0,3	4,8
Açúcar Mascavo	1 Colh./Sop.	12	42,7	0	0	11,9
Açúcar Refinado	1 Colh./Sop.	12	47,0	0	0	11,9
Agrião	1 Ramo	2	0,5	0	0	0,1
Aguardente	1 Cálice	30	69,3	0	0	17,3
Aipo	1 Talo	20	4,0	0,2	0	0,8
Alcachofra, Coração	1 Média	30	5,3	0,3	0	1,0
Alface	1 folha	10	1,6	0,1	0	0,2
Alfafa Broto	1 Copo	38	15,6	1,9	0,2	0
Alga Marinha, Nori	1 Folha	2	6,1	0,7	0	0,8
Alho	1 Unidade	3	4,0	0,1	0	0,9
Alho Poró	1 Unidade	25	10,8	0,6	0,1	1,9
Almeirão	1 Folha	7	1,4	0,1	0	0,3
Ameixa Vermelha	1 Média	50	27,0	0,4	0,1	9,9
Ameixa em Passa	1 Média	20	58,4	0,2	0	9,4
Amêndoa	1 Xíc./Chá	115	736,0	21,4	62,2	22,5
Amendoim	1 Xíc./Chá	160	927,5	46,9	77,9	9,4
Amendoim Caram.	1 Unidade	2	8,9	0,2	0,3	1,5
Amendoim Torr. C/Sal	1 Unidade	1	5,9	0,2	0,5	0,2
Amendoim Creme	1 Colh./Chá	7	40,9	1,7	3,4	1,5
Amora	1 Copo	123	75,0	1,5	0,7	15,5
Arroz à Grega	1 Cop./Arroz	120	205,2	13,1	4,7	26
Arroz Integral	1 Copo	105	367,9	8,5	2,1	78,9
Arroz Polido	1 Copo	105	382,0	12,7	13,4	60,6
Arroz Polido Cozido	1 Copo	150	250,0	3,4	0,7	48,4
Arroz Bolinho	1 Unid. Méd.	30	71,4	2,0	1,8	11,5
Aspargo	1 Unidade	15	3,4	0,4	0	0,7
Aspargo em Conserva	1 Copo	150	33,0	3,2	0,8	5,4
Aveia, Farinha	1 Colh./Sobr.	12	40,6	1,9	0,5	7,0
Aveia, Flocos	1 Colh./Sop.	16	52,4	2,2	0,2	10,4
Avelã	1 Copo	140	886,2	26,0	80,8	27,3
Azeite	1 Colh./Chá	5	43,9	0	5,0	0
Azeite de Oliva	1 Colh./Café	2	18,0	0	2	0
Azeitona	1 Unidade	4	8,8	0	0,8	0,3
Bacon	1 Fatia Méd.	22	125,3	2,1	13,1	0
Banana D'água	1 Média	70	66,5	0,9	0,1	15,4
Banana Frita	1 Média	72	208,8	1,6	10,6	30,5
Banana Maçã	1 Média	40	45,6	0,6	0,1	10,6
Banana Ouro	1 Média	30	47,5	0,7	0,1	11,0

Alimento	Porção	Peso(g)	Cal.	Prot.(g)	Gord.(g)	Carboid.(g)
Banana Passa	1 Média	8	27,2	0,3	0,1	7,1
Banana Prata	1 Média	50	44,5	0,6	0,1	11,4
Banana Terra	1 Média	130	136,5	2,9	0,3	34,6
Banha de Galinha	1 Colh./Sop.	14	126,0	0	14,0	0
Banha de Porco	1 Colh./Sop.	13	117,0	0	13,0	0
Bardana	1 Média	70	57,7	1,5	0,1	12,8
Batata Doce Cozida	1 Pequena	100	114,0	1,8	0,4	26,3
Batata Doce Frita	1 Fatia Fina	20	73,6	0,5	2,9	12,0
Batata Inglesa	1 Média	80	62,8	1,7	0,1	13,7
Batata Inglesa Frita	1 Unidade	5	13,7	0,2	0,7	1,8
Bebidas, Batidas	1 Cálice	30	75,6	0,1	0,1	5,4
Berinjela	1 Rod. Méd.	30	5,7	0,3	0,1	1,7
Beterraba	1 Média	90	44,0	1,4	0,1	8,9
Biscoito de Polvilho	1 Unidade	3	13,1	0,1	0,3	2,4
Biscoito Doce	1 Unidade	5	18,9	0,4	0,4	3,4
Biscoito Integral	1 Unidade	7	28,2	0,6	1,0	4,8
Biscoito Salgado	1 Unidade	8	34,8	0,7	1,0	5,6
Brócoli	1 Copo	155	49,6	5,6	0,5	9,1
Broto de Bambu	1 Copo	133	37,2	3,5	0,4	6,9
Broto de Feijão	1 Copo	210	130,2	16,2	3,8	16,8
Café, Infus. s/açúcar	1 Xíc./Café	40	2,1	0,1	0	0,3
Caju	1 Médio	12	4,4	0,1	0	1,0
Caju, Suco	¼ Copo	25	13,0	0,7	0	2,6
Caldo de Cana	1 Copo	250	138,0	0,2	0	34,2
Caldo de Carne	1 Copo	240	31,2	5,0	0	2,6
Caqui	1 Médio	165	102,5	0,8	0,3	24,1
Cará	1 Colh./Sop.	17	11,9	0,2	0	2,7
Carambola	1 Média	57	20,0	0,4	0,3	4,6
Carne Vegetal	1 Porção	90	95,4	11,8	2,9	7,8
Carne, Coelho	1 Porção	140	245,0	29,1	14,3	0
Carne Pato	1 Porção	130	206,7	27,8	10,7	0
Carne, Peru/gord.	1 Porção	120	249,6	27,4	15,6	0
Carne, Peru/magr.	1 Porção	140	214,2	28,8	10,9	0
Carne, Porc./gord.	1 Porção	120	342,8	19,6	29,4	0
Carne, Porc./magr.	1 Porção	100	181,0	18,5	11,9	0
Carne, Torresmo	1 Porção	30	162,0	2,7	16,8	0
Carne, Touc/Porc.	1 Colh./Sop.	13	117,0	0	13,0	0
Carne, Ave/frita	1 Porção	70	174,3	21,5	8,3	2,0
Carne, Ave/defum.	1 Porção	60	144,6	25,6	3,8	0
Carne, Boi/enlat.	1 Porção	50	135,5	12,5	9,5	0
Carne, Boi/gord.	1 Fat. Assad.	120	300,4	22,4	23,4	0
Carne, Boi/magr.	1 Bife Médio	130	144,3	27,3	3,9	0
Carne, Boi/seca	1 Porção	80	198,8	28,0	9,7	0
Carne, Cabr./gord.	1 Porção	130	464,1	19,8	42,1	0
Carne, Cabr./magr.	1 Porção	150	268,5	27,0	17,0	0
Carne, Carn./gord.	1 Porção	90	291,1	13,9	26,2	0
Carne, Carn./magr	1 Porção	120	146,4	20,4	7,2	0

Alimento	Porção	Peso(g)	Cal.	Prot.(g)	Gord.(g)	Carboid.(g)
Carne, Gal./gord.	1 Porção	130	306,5	24,6	23,1	0
Carne, Gal./magr.	1 Porção	140	208,6	29,8	9,9	0
Cast./Caju torrada	1 Unidade	2	12,2	0,4	0,9	0,5
Cast. do Pará	1 Unid. Média	3	21,0	0,5	2,0	0,2
Cast. Portuguesa	1 Média	10	19,1	0,28	0,1	4,1
Cast. Portuguesa/coz.	1 Média	12	24,5	0,3	0,2	5,3
Cebola	1 Média	70	22,0	1,1	0,2	3,9
Cebolinha	1 Unidade	8	2,4	0,1	0	0,4
Cenoura	1 Média	70	35,0	0,8	0,1	6,8
Cenoura Cozida	1 Copo	150	48,7	1,4	0,3	10,7
Cereja	1 Copo	200	193,8	2,6	0,6	34,8
Cereja Cristalizada	1 Unid. Méd.	4	13,6	-	-	3,5
Cerveja	1 Copo	240	100,4	0,7	-	9,1
Chá Preto s/açúcar	1 Xícara	120	2,4	0,1	-	0,5
Cheiro Verde	1 Maço	100	36	2,5	0,5	6,9
Chicória	1 Copo	53	11,10	0,8	0,2	2,0
Choc. em Barra	Pequeno	30	183,3	3,9	14,6	9,1
Choc. c/Leite (Liq.)	1 Copo	250	217,5	95	9,1	25,8
Choc. em Pó	1 Colh./Sop.	13	66,3	1,7	3,9	6,1
Choc. Bombom	1 Médio	20	92,7	3,7	4,2	10
Chuchu	1 Médio	200	62,0	1,8	0,4	15,4
Chuchu Refogado	1 Colh./Sop.	25	10,7	0,1	0,3	1,9
Coca-Cola	1 Copo	240	93,6	0	0	24,0
Cocada	1 Pequena	40	219,2	1,4	15,6	21,3
Coco Ralado	1 Colh./Sop.	13	86,1	0,9	8,4	3,0
Coco, Água de	1 Copo	244	53,7	0,7	0,5	11,5
Coco, Polpa	1 Copo	130	481,9	4,4	46,2	12,2
Coco, Leite de	1 Copo	244	614,9	7,8	60,8	13,7
Cogumelo Cru	1 Médio	10	2,8	0,2	0	0,4
Cogumelo Cons.	1 Copo	270	51,3	3,3	0,5	6,9
Conhaque	1 Cálice	20	49,8	-	-	0,2
Consomé, Caldo	1 Prato	230	37,9	9,0	0,2	0
Couve	1 Folha	35	8,4	0,5	-	1,9
Couve Chinesa	1 Folha	45	5,2	0,4	-	0,9
Couve de Bruxelas	1 Broto	10	18,2	0,6	0	0,9
Couve-Flor	1 Copo	100	27,0	2,7	0,2	5,2
Couve-Nabo, Tub.	1 Unidade	120	31,8	2,0	0,1	5,6
Couvetronchuda	1 Copo	100	20,0	1,8	0,3	2,6
Cream-Craker	1 Unidade	7	29,8	0,7	09	4,9
Creme de Leite	1 Colh./Sop.	14	35,0	0,3	3,5	0,5
Creme Chantilly	1 Colh./Sop.	17	75,3	1,1	6,3	3,8
Cuscuz de Tapioca	1 Fatia	120	297,6	1,0	3,7	65,0
Damasco Fresco	1 Unidade	35	18,9	0,3	0	4,3
Damasco Dessec.	1 Unidade	15	19,6	0,5	0	4,4
Doce de Fruta, Cald.	1 Copo	200	144,0	0,8	0,2	37,4
Doce de Fruta, Crist.	1 Xícara	240	744,0	1,0	1,0	189,4
Doce de Fruta, Pasta	1 Colh./Sop.	20	34,6	0	0	8,5

Alimento	Porção	Peso(g)	Cal.	Prot.(g)	Gord.(g)	Carboid.(g)
Doce-de-Leite	1 Colh./Sop.	30	86,9	2,6	1,2	16,4
Enlatados em Ger.	1 Porção	100	352,0	16,4	31,1	0,6
Ervilha em grão,/lat.	1 Colh./Sop.	20	18,2	0,9	01,1	3,4
Ervilha em grão, verd.	1 Copo	130	13,0	9,1	0,6	22,0
Ervilha, vagem	1 Porção	50	19,2	1,7	0	3,0
Escarola	1 Xícara	80	16,8	1,3	0,2	2,6
Espinafre	1 Copo	100	22,0	2,3	0,3	2,6
Fanta	1 Copo	240	129,6	0	0	34,8
Farinha de Arroz	1 Colh./Sop.	16	54,2	0,8	0,3	12,0
Farinha de Mand.	1 Colh./Sop.	16	53.9	0,3	0	13,0
Farinha de Milho	1 Colh./Sop.	13	47,5	1,0	0,1	10,2
Farin. de Rosca	1 Colh./Sop.	13	53,6	1,5	1,0	9,6
Farin. de Trigo	1 Colh./Sop.	20	70,8	2.2	0,2	15,0
Fava, Grão Verde	1 Colh./Sop.	15	17,7	1,4	0,1	3,0
Fava, Grão Seco	½ Xícara	100	339,0	24,0	2,2	58,2
Feijão Cozido	1 Colh./Sop.	25	16,8	1,1	0,1	3,0
Feijão, Grão de Bico	1 Colh./Sop.	20	69,9	4,3	0,3	12,6
Feijão, Grão Verde	1 Colh./Sop.	25	41,5	2,4	0,1	7,9
Feijoada	1 Concha	180	273,6	15,5	15,5	18,9
Figo	1 Médio	50	33,8	0,4	0,2	9,6
Figo Dessecado	1 Médio	20	53,2	0,6	0,3	13,5
Flocos de Cereais	1 Tigela	35	134,7	4,4	0,9	27,3
Framboesa	1 Xícara	80	45,3	0,8	0,2	10,1
Fruta do Conde	1 Média	70	48,3	2,0	0	10,0
Fubá de Milho	1 Colh./Sop.	20	68,9	1,6	0,4	14,7
Geléia de Fruta	1 Colh./Sop.	20	56,8	0,6	0,1	13,4
Gelatina Preparada	1 Colh./Sop.	30	20,2	0,5	0	4,6
Gemada	1 Copo	200	42,0	12,8	12,0	67,0
Gergelim, Semente	1 Colh./Sop.	2	11,9	0,4	1,0	0,3
Goiaba	1 Média	90	45,0	0,8	0,6	10,7
Goiabada	1 Porção	30	82,4	0	0	20,5
Grão-de-Bico, coz.	1 Colh./Sop.	25	28,7	1,5	0,5	4,4
Grapefruit, suco	1 Copo	250	100,0	1,3	0,3	23,8
Graviola, suco	1 Copo	250	127,5	1,5	0,2	33,7
Groselha, Xarope	1 Colh./Sop.	20	49,3	0	0	12,3
Guaraná, refrig.	1 Copo	240	76,8	0	0	19,2
Hortelã	1 Colh./Sop.	3	1,6	0,1	0	0,2
Inhame	1 Xícara	140	33,6	0,7	0,3	8,1
Iogurte	1 Copo	200	152,0	7,0	0,2	31,0
Jaboticaba	1 Xícara	130	58,4	0,7	0	14,6
Jaca, polpa	1 Copo	85	44,2	1,9	0,3	8,5
Jiló	1 Colh./Sop.	25	9,5	0,4	0,3	1,8
Ketchup	1 Colh./Sop.	15	5,8	0,3	0,1	3,8
Kiwi	1 Médio	76	46,0	0,8	0,4	11,4
Lagosta Cozida	1 Xícara	145	142,1	34,8	0,4	0
Laranja	1 Média	130	59,1	1,3	0,2	15,4
Legumes (média)	1 Porção	150	35,8	1,8	0,45	6,1

Alimento	Porção	Peso(g)	Cal.	Prot.(g)	Gord.(g)	Carboid.(g)
Leite de Cabra	1 Copo	200	184,0	8,6	12,0	10,4
Leite Condensado	1 Colh./Sop.	35	117,7	2,7	3,1	19,4
Leite de Vaca, cru	1 Copo	200	126,0	6,2	7,0	10,0
Leite de Vaca, pó	1 Colh./Sop.	15	72,6	4,2	3,6	5,8
Lentilha Cozida	1 Colh./Sop.	20	25,4	1,0	0,1	5,2
Levedo de Cerveja	1 Colh./Sop.	3	10,3	1,4	0	1,1
Licores	1 Cálice	20	68,4	0	0	5,1
Limão, Suco	1 Unidade	23	9,0	0	0	2,3
Língua Cozida	1 Porção	100	287,0	19,5	23,2	0
Lótus, Rizoma	5 Fatias	70	40,5	1,1	0,1	8,7
Lula Cozida	1 Porção	150	138,1	67,5	0,36	0
Maçã	1 Média	150	90,9	0,5	0,7	20,5
Maçã, Dessecada	1 Porção	25	46,9	0,4	0,5	10,2
Maçã, Suco	1 Copo	200	99,6	2,0	0,6	21,6
Macarrão Cozido	1 Prato Rás.	125	131,2	4,2	0,2	27,9
Macarronada	1 Porção	160	388,8	12,8	19,2	43,8
Maionese	1 Colh./Sop.	20	132,6	0,4	14,5	0,1
Maionese Light	1 Colh./Sop.	20	66	0,13	6,6	1,6
Mamão	1 Porção	130	88,4	0,3	1,3	18,8
Mandioca Cozida	1 Porção	120	142,8	0,7	0,2	34,7
Mandioca, Farinha	1 Colh./Sop.	20	68,4	0,3	0,1	16,6
Mandioca, Frita	1 Porção	70	246,4	0,8	10,1	38,6
Mandioquinha	1 Porção	100	15,5	1,5	0,3	29,2
Manga	1 Média	300	192,9	1,5	0,1	45,2
Manteiga	1 Colh./Sop.	10	75,4	0	8,4	0
Maracujá, Suco	¼ Copo	50	45,0	1,1	0,3	10,6
Margarina	1 Colh./Sop.	20	144,0	0,1	8,4	0,1
Mel de Abelha	1 Colh./Sop.	21	65,6	0	0	16,4
Melancia	1 Porção	200	62,0	1,0	0,4	13,8
Melão	1 Porção	150	44,8	1,3	0,2	9,5
Milho, Amido	1 Colh./Sop.	15	49,3	1,2	0,1	10,6
Milho, Angu	1 Xícara	240	288,0	7,9	1,7	62,9
Milho Cozido	1 Espiga	75	74,9	2,0	0,5	15,1
Milho, Flocos	1 Colh./Sop.	10	38,3	0,8	0	8,7
Milho Verde, Lata	1 Colh./Sop.	20	20,2	0,6	0,2	3,8
Milho, Xarope	1 Colh./Sop.	25	74,0	0	0	18,5
Miolo	1 Porção	100	119,7	9,0	9,3	0
Mortadela	1 Fatia	35	97,0	6,4	7,3	1,0
Mostarda (folha)	1 Colh./Sop.	15	4,2	0,3	0	0,7
Mostarda (molho)	1 Colh./Chá	5	3,9	0,2	0,2	0,2
Mousse	1 Porção	80	96,0	2,7	4,5	12,1
Nabo (bulbo)	1 Colh./Sop.	25	8,7	0,3	0	1,8
Nabo (folha)	1 Colh./Sop.	20	6,4	0,6	0,1	0,8
Nectarina	1 Unidade	60	38,4	0,4	0	10,3
Nêspera	1 Unidade	40	17,6	0,1	0,2	4,3
Nhoque	1 Escum.	120	141,6	5,3	2,3	25,7
Nozes	1 Unidade	5	35,3	0,9	3,2	0,6

Alimento	Porção	Peso(g)	Cal.	Prot.(g)	Gord.(g)	Carboid.(g)
Óleo de Oliva	1 Colh./Chá	5	45,0	0	5,0	0
Óleo de Dendê	1 Colh./Chá	2	17,6	0	2,0	0
Óleo de Gergelim	1 Colh./Sobr.	10	90,0	0	10,0	0
Óleo Veget. (outros)	1 Colh./Sop.	12	108,0	0	12,0	0
Omelete Simples	1 Porção	64	66,6	7,0	7,7	1,4
Ostra Crua	1 Unidade	35	30,1	3,7	0,7	2,2
Ova de Peixe	1 Porção	100	122,8	17,2	6,0	0
Ovo de Codorna	1 Unidade	8	12,9	1,0	0,9	0,1
Ovo de Galinha	1 Unidade	50	75,4	6,2	5,6	0
Ovo de Gal. (clara)	1 Unidade	35	15,1	3,8	0	0
Ovo de Gal. (frito)	1 Unidade	50	108,0	1,9	8,6	0
Ovo de Gal. (gema)	1 Unidade	15	52,8	2,4	4,8	0
Ovo de Pata	1 Unidade	70	128,8	9,2	10,0	0,6
Paio	1 Unidade	110	363,8	32,5	26,0	0
Palmito	1 Rodela	20	5,2	0,4	0	1,1
Panqueca	1 Unidade	45	104,0	3,2	3,2	15,3
Pão de Centeio	1 Fatia	30	69,6	3,1	0,3	13,7
Pão de Cevada	1 Fatia	30	90,6	2,2	0,1	19,9
Pão de Leite	1 Fatia	30	91,5	2,9	0,6	18,7
Pão Doce	1 Médio	55	150,7	4,7	5,0	27,1
Pão Francês	1 Pãozinho	50	134,5	4,6	0,1	28,7
Pão Francês	1 Fatia	20	53,8	1,9	0	11,5
Pão de Glúten	1 Fatia	45	114,3	11,3	1,7	13,4
Pão de Hambúrguer	1 Unidade	48	144,0	3,6	2,4	25,2
Pão Integral	1 Fatia	30	72,3	2,7	0,8	14,8
Pão Italiano	1 Fatia	60	154,1	5,2	0,5	32,2
Pão Sírio	1 Unidade	35	83,0	2,6	0,2	17,3
Pão Torrado	1 Médio	14	25,6	1,6	0,7	3,6
Patê de Fígado	1 Colh./Sobre.	10	39,6	1,6	3,7	0
Patê de Galinha	1 Colh./Sobre.	10	31,3	1,6	2,8	0
Patê de Peixe	1 Colh./Sobre.	10	35,3	1,9	3,1	0
Passas c/ Semente	1 Colh./Sop.	14	41,8	0,3	0,1	10,0
Pé de Moleque	1 Médio	40	167,2	3,0	5,6	28,2
Pecan	1 Copo	108	787,7	10,2	77,1	15,8
Peixe/Mar/cru	Médio	100	82,9	16,0	2,1	0
Peixe/Mar/coz.	1 Porção	100	104,0	22,9	0,7	0
Peixe/Mar/frito	1 Porção	100	371,0	28,9	26,1	0
Peixe/Mar/defum.	1 Porção	100	177,9	38,8	2,6	0
Peixe/Mar/cons.	1 Porção	100	244,2	24,1	16,4	0
Peixe/Água Doce/cru	Médio	100	75,0	16,6	0,5	0
Peixe/ Água Doce/coz.	1 Porção	100	104,4	22,9	0,7	0
Peixe/Água Doce/frit.	1 Porção	100	516,0	38,8	38,8	0
Peixe/Égua Doce/salg.	1 Porção	100	193,0	40,2	1,8	0
Pepino	1 Médio	120	17,6	0,8	0,1	3,2
Pêra	1 Média	50	95,0	0,9	0,7	21,2
Pêra em Calda	Metade	100	76,0	0,5	0,1	18,1
Pêra Dessecada	Metade	60	57,6	1,2	0,2	12,7

Alimento	Porção	Peso(g)	Cal.	Prot.(g)	Gord.(g)	Carboid.(g)
Pernil Magro	1 Fatia	120	385,6	18,4	34,7	0
Pesc./Arenque/defum.	1 Porção	100	290,0	36,9	15,8	0
Pesc./Arraia/cru	1 Porção	100	90,0	19,2	0,9	0
Pesc./Atum/cru	1 Porção	100	146,0	24,8	5,2	0
Pesc./Atum/cons.	1 Porção	100	262,5	24,0	18,5	0
Pesc./Bacalhau/salg.	1 Porção	100	169,3	38,8	1,1	0
Pesc./Badejo/cru	1 Porção	100	96,5	17,9	2,7	0
Pesc./Badejo/coz.	1 Porção	100	130,9	24,3	3,9	0
Pesc./Bagre/cru	1 Porção	100	178,2	18,9	11,4	0
Pesc./Bonito/cru	1 Porção	149,0	22,8	6,7	6,7	0
Pesc./Bonito/cons.	1 Porção	100	168,0	29,0	4,8	0
Pesc./Cação/cru	1 Porção	100	129,0	18,8	5,4	0
Pesc./Camarão/cru	1 Porção	100	101,0	21,1	1,8	0
Pesc./Camarão/coz.	1 Porção	100	82,0	17,8	0,8	0,8
Pesc./Camarão/sec.	1 Porção	100	231,8	42,2	7,0	0
Pesc./Carpa/crua	1 Porção	100	86,0	19,2	1,0	0
Pesc./Carpa/assad.	1 Porção	100	109,9	23,2	1,9	0
Pesc./Cavala/cru	1 Porção	100	138,7	18,7	7,1	0
Pesc./Caviar	1 Porção	100	290,0	32,0	18,0	0
Pesc./Dourado/cru	1 Porção	100	80,0	18,3	0,5	0
Pesc./Enchova/crua	1 Porção	100	106,2	19,6	3,1	0
Pesc./Enchova/salm.	1 Porção	100	107,8	13,8	5,8	0
Pesc./Enguia/crua	1 Porção	100	156,3	18,6	9,1	0
Pesc./Espada/cru	1 Porção	100	116,0	17,4	4,6	0
Pesc./Garoupa/crua	1 Porção	100	87,0	18,0	1,2	0
Pesc./Garoupa/coz.	1 Porção	100	116,3	26,0	1,4	0
Pesc./Haddoch/cru	1 Porção	100	73,7	18,2	0,1	0
Pesc./Haddoch/defum.	1 Porção	100	76,6	18,7	0,2	0
Pesc./Lagosta/crua	1 Porção	100	84,0	16,2	1,9	0,5
Pesc./Lagosta/coz.	1 Porção	100	98,0	24,0	0,3	0
Pesc./Lagostim/cons.	1 Porção	100	111,4	25,4	1,0	0,2
Pesc./Linguado/cru	1 Porção	100	87,0	19,0	0,5	0
Pesc./Lula/crua	1 Porção	100	87,0	16,4	1,7	1,7
Pesc./Lula/coz.	1 Porção	100	92,1	22,5	0,2	0
Pesc./Manjuba/crua	1 Porção	100	99,0	18,5	2,2	0
Pesc./Manjuba/salg.	1 Porção	100	176,0	37,8	1,6	0
Pesc./Marisco/crua	1 Porção	100	50,0	7,6	1,2	1,6
Pesc./Merluza/crua	1 Porção	100	142,0	21,8	5,4	0
Pesc./Mexilhão/coz.	1 Porção	100	78,3	14,4	2,3	0
Pesc./Namorado/cru	1 Porção	100	86,6	14,9	3,0	0
Pesc./Namorado/coz.	1 Porção	100	121,1	20,9	4,2	0
Pesc./Olho de Boi/cru	1 Porção	100	124,0	20,4	4,1	0
Pesc./Ostra/crua	1 Porção	100	71,0	8,3	1,2	6,1
Pesc./ova/crua	1 Porção	100	125,0	20,1	3,3	2,5
Pesc./Pargo/cru	1 Porção	100	97,0	20,0	1,3	0
Pesc./Pescad./crua	1 Porção	100	97,0	20,5	1,0	0
Pesc.Pirarucu/coz.	1 Porção	100	91,6	15,7	3,2	0,2

Alimento	Porção	Peso(g)	Cal.	Prot.(g)	Gord.(g)	Carboid.(g)
Pesc./Pirarucu/salg.	1 Porção	100	251,0	38,2	9,8	0
Pesc./Pirarucu/frito	1 Porção	100	354,5	20,0	30,5	0
Pesc./Pitu/cru	1Porção	100	82,0	16,2	1,3	0,4
Pesc./Polvo/fresco	1 Porção	100	64,0	13,7	0,6	0
Pesc./Robalo/cru	1 Porção	100	72,0	17,2	0,3	0
Pesc./Salmão/cru	1 Porção	100	117,9	15,0	6,4	0
Pesc./Salmão/defum.	1 Porção	100	204,	24,0	12,0	0
Pesc./Salmão/cons.	1 porção	100	187,7	19,2	12,3	0
Pesc./Salmonet/cru	1 Porção	100	108,4	17,0	4,5	0
Pesc./Sardinha/crua	1 Porção	100	124,0	17,7	5,4	0
Pescado/Siri	1 Porção	100	100	17,9	2,0	1,3
Pêssego Amarelo	1 Unidade	100	51,5	0,8	0,11	1,7
Pêssego Branco	1 Unidade	100	63,1	1,2	0,2	14,0
Pêssego em Calda	1 Metade	50	83,5	0,3	0,1	20,5
Picles	1 Porção	20	4,0	0,2	0	0,8
Pimentão Verde	1 Unidade	50	14,5	0,7	0,1	2,8
Pimenta Vermelha	1 Unidade	50	19,0	1,1	2,0	3,7
Pinhão Cozido	1 Unidade	5	9,8	0,2	0	2,1
Pipoca Estourada	1 Copo	17	68,4	2,1	0,8	19,0
Pirão/Far. Mandioca	1 Porção	100	120,0	0,6	0,1	29,5
Pistache/Amêndoa	1 Xícara	110	704,0	24,5	59,4	17,9
Pitanga	1 Porção	28	14,3	0,2	0,1	3,5
Pizza	1 Fatia	130	315,9	10,4	15,6	35,4
Polvilho/Farinha	1 Porção	100	340	0	0	85,0
Apresuntado	1 Fatia	40	185,2	4,8	18,1	0,4
Presunto Cru	1 Fatia	30	109,0	4,7	10,0	0
Presunto Cozido	1 Fatia	30	102,5	6,0	8,7	0
Presun. Magr. Defum.	1 Fatia	30	50,4	7,2	2,4	0
Presun. Gord. Defum.	1 Fatia	30	112,8	6,2	9,8	0
Pupunha	1 Copo	200	212,0	4,0	4,4	38,8
Purê de Batata	1 Colh./Sop.	50	59,0	2,2	0,8	15,7
Queijadinha de Coco	1 Colh./Sop.	25	51,1	1,3	2,2	6,6
Queijo	1 Fatia	30	109,4	7,8	8,7	0
Queijo Brie	1 Fatia	30	77,6	5,2	6,3	0
Queijo Camemberg	1 Unidade	50	135,7	10,2	10,5	0
Queijo Cavalo	1 Fatia	35	108,1	10,4	7,4	0
Queijo Cheddar	1 Fatia	30	124,4	8,8	10,2	0
Queijo Chubat	1 Fatia	30	98,4	7,8	7,5	0
Queijo Cabocó	1 Fatia	30	107,7	8,0	8,4	0
Queijo Creme	1 Colh./Sop.	25	137,3	8,6	12,6	0
Queijo de Minas	1 Fatia	30	112,0	9,2	8,3	0
Queijo/Minas Fresc.	1 Fatia	25	72,9	4,5	4,7	0
Queijo Minas Sem. Cur.	1 Fatia	30	89,7	5,2	7,4	0,5
Queijo de Soja	1 Porção	50	100,2	13,8	5,2	0
Queijo de Norte	1 Fatia	30	114,3	8,3	9,0	0
Queijo do Reino	1 Fatia	30	154,1	7,1	13,9	0
Queijo Edam	1 Fatia	30	91,5	8,1	6,0	0

Alimento	Porção	Peso(g)	Cal.	Prot.(g)	Gord.(g)	Carboid.(g)
Queijo Ementhal	1 Fatia	30	85,6	7,3	6,3	0
Queijo Fundido	1 Fatia	35	123,2	7,6	9,8	0
Queijo Gorgonzola	1 Porção	30	119,2	7,2	10,0	0
Queijo Gruyère	1 Porção	25	78,0	6,2	5,9	0
Queijo Mussarela	1 Fatia	35	108,1	10,4	7,4	0
Queijo Parmesão	1 Colh./Sop.	15	60,7	4,8	4,6	0
Queijo Pecorino	1 Fatia	35	127,9	14,0	8,0	0
Queijo Prato	1 Fatia	30	105,9	8,8	7,9	0
Queijo Provolone	1 Fatia	30	101,2	9,0	7,3	0
Queijo Quarticolo	1 Porção	30	77,6	6,6	5,7	0
Queijo Roquefort	1 Porção	25	99,6	4,7	9,0	0
Queijo Suíço	1 Fatia	30	121,2	8,6	9,4	0,6
Queijo Tilsit	1 Fatia	35	125,4	11,3	8,9	0
Queijo Requeijão	1 Colh./Sop.	28	83,4	8,2	5,6	0
Queijo Ricota	1 Fatia	40	71,6	5,0	5,7	0
Quiabo	1 Unidade	18	6,9	0,3	0	1,3
Rabanete	1 Unidade	20	3,2	0,1	0	0,6
Rapadura	1 Pedaço	50	171,5	0,1	0	44,0
Repolho Cozido	1 Xícara	150	19,5	3,3	0	1,5
Rim de Boi	1 Porção	60	66,6	9,2	3,0	0,7
Risoto	1 Colh./Sop.	30	51,3	3,3	1,2	6,5
Romã	1 Unidade	150	93,0	1,7	1,7	17,5
Rosbife	1 Fatia	50	83,0	14,0	3,0	0
Rosquinha	1 Unidade	18	69,6	2,6	1,6	11,2
Sagu com Leite	1 Colh./Sop.	25	30,5	0,3	0,3	6,9
Sagu com Vinho	1 Colh./Sop.	25	36,2	0	0	9,0
Salada de Frutas	1 Pote	150	172,5	0,9	1,3	41,8
Sakê	1 Cálice	30	40,2	0,2	0	1,5
Salsa	1 Colh./Café	2	0,9	0,1	0	0,2
Sêmola	1 Colh./Sop.	10	43,6	1,2	0,1	7,3
Semente de Abóbora	1 Porção	28	160,6	10,3	12,3	2,1
Sirigüela	1 Copo	200	166,0	1,8	0,2	44,0
Soja, Cozida	1 Xícara	200	320,0	28,0	14,2	25,6
Soja, Broto	1 Pires	20	11,7	1,2	0,3	1,1
Soja, Farinha	1 Colh./Sop.	12	42,7	5,2	0,8	4,4
Soja, Leite em Pó	1 Colh./Sop.	10	11,4	5,2	0,8	1,4
Soja, Queijo	1 Fatia	25	50,1	6,7	2,6	0
Shoyu	1 Colh./Sop.	11	7,5	0,6	0,1	1,0
Sopa, Caldo	1 Porção	240	250,0	9,4	2,4	0,2
Sopa/Aspargo/Creme	1 Copo	240	165,6	6,5	8,2	17,2
Sopa/Camarão/Creme	1 Copo	240	158,4	4,8	11,9	8,3
Sopa/Cogum./Creme	1 Copo	245	216,0	6,9	13,7	16,2
Sopa/Feijão Branco	1 Copo	253	243,4	15,4	4,6	35,4
Sopa de Massas	1 Copo	241	244,6	6,0	8,4	36,1
Sopa de Tomate	1 Copo	244	87,6	2,0	2,0	15,8
Sopa de Vegetais	1 Copo	244	77,7	5,1	3,4	9,6
Sorvete de Creme	1 Bola	30	62,4	1,5	3,6	6,0

Alimento	Porção	Peso(g)	Cal.	Prot.(g)	Gord.(g)	Carboid.(g)
Sorvete de Frutas	1 Bola	30	37,9	0,5	0	9,0
Suspiro	1 Unidade	19	71,8	0,3	0	17,8
Tâmara Dessecada	1 Unidade	8	25,3	0,2	0	6,0
Tangerina	1 Unidade	100	50,0	0,8	0,3	10,9
Toucinho Defumado	1 Fatia	22	137,7	2,0	14,3	0,2
Tomate Maduro	1 Unidade	80	16,0	0,9	0,2	2,7
Tomate Verde	1 Unidade	90	22,5	1,1	0,2	4,1
Tomate, Suco	1 Copo	210	23,1	2,0	0	3,6
Tomate, Extrato	1 Colh./Sop.	10	11,3	0,5	0,2	1,8
Tomate, Massa	1 Colh./Sop.	10	3,9	0,2	0	0,9
Tomate, Ketchup	1 Colh./Sop.	15	15,9	0,3	0,1	3,8
Tomate, Purê	1 Colh./Sop.	10	4,0	0,2	0	0,2
Torradas	1 Fatia	12	37,5	1,3	0,2	7,6
Torresmo	1 Fatia	15	81,0	1,4	8,4	0
Torta de Maçã	1 Porção	100	290,0	4,0	14,3	39,0
Torta de Morango	1 Porção	93	184,1	1,8	7,3	28,7
Tremoço Cozido	1 Colh./Sop.	20	17,7	2,6	0,5	0,7
Trigo, Farelo	1 Colh./Sop.	9 31,8	1,4	0,4	5,6	5,6
Trigo, Bolo	1 Fatia	60	203,4	4,3	4,5	36,4
Trigo, Farinha	1 Colh./Sop.	20	74,9	2,7	0,4	15,0
Uísque	1 Copo	30	72,0	0	0	0
Uva	1 Copo	153	105,6	2,0	1,5	24,0
Uva Passa	1 Colh./Sop.	10	28,9	0,3	0	7,7
Uva Suco	1 Copo	250	165,0	0,5	0	41,5
Vagem	1 Colh./Sop.	15	6,3	0,4	0	1,1
Vatapá	1 Porção	180	226,8	15,3	11,2	16,9
Vinho Branco	1 Copo	100	85,0	0,1	0	4,2
Vitam./Frut.sem Leite	1 Copo	220	198,0	1,8	1,8	45,3
Vitam./Frut.com Leite	1 Copo	220	211,2	7,7	7,3	34,1
Waffles	1 Porção	75	209,3	7,0	7,4	28,1

Lanches

Produtos	Quantidade	Cal.
Americano	Unidade	458,0
Beef Cheddar	Unidade	478,0
Beirute	Unidade	510,0
Big Mac (Mc Donald's)	Unidade	563,0
Cachorro-quente	125g	302,0
Cheedar McMelt	Unidade	550,0
Cheeseburguer	Unidade	304,0
Cheese Salada c/maionese	Unidade	738,0
Chicken McNuggets	6 Unidades	373,0
Chicken McNuggets	12 Unidades	747,0
Chicken Salada	Unidade	291,6
Hamburguer	Unidade	296,0
McBacon	Unidade	410,0
McChicken	Unidade	442,4
McFish	Unidade	394,0
McFritas	Grande	395,0
McFritas	Média	233,0
McFritas	Pequena	171,0
Misto-quente	Unidade	343,0
Quarterão c/queijo	Unidade	525,0

Molhos

Produtos	Quantidade	Cal.
Agridoce	1 Colh./Sopa	31 cal.
Cremoso Gourmet Atum	1 Colh./Sopa	103 cal.
Cremoso Gourmet Rosê	1 Colh./Sopa	92 cal.
Cremoso Gourmet Tártaro	1 Colh./Sopa	101 cal.
Ervas	1 Colh./Sopa	89 cal.
Iogurte	1 Colh./Sopa	28 cal.
Limão	1 Colh./Sopa	20 cal.
Mostarda	1 Colh./Sopa	85 cal.
Rocquefort	1 Colh./Sopa	129 cal.
Shoyu	1 Colh./Sopa	179 cal.
Tártaro	1 Colh./Sopa	85 cal.
Tradicional	1 Colh./Sopa	42 cal.
Vinagrete	1 Colh./Sopa	35 cal.

Gastos Calóricos por Atividade

Para oferecer maior praticidade às pessoas interessadas em emagrecer ou manter um peso adequado à sua altura e constituição física, e até calcular suas necessidades calóricas, apresentamos uma relação das principais atividades do dia-a-dia, com seus respectivos gastos calóricos por quilo de peso corporal e por hora naquela atividade, já calculados para pessoas de 70 a 120 quilos.

Deste cálculo, ficam excluídos o metabolismo basal e a ação dinâmica específica dos alimentos.

ATIVIDADE	CAL/KG HORA	PESO DAS PESSOAS-KG								
		70	75	80	85	90	95	100	110	120
Andar 4.800 m/H	2.0	140	150	160	170	180	190	200	220	240
Andar 6.400 m/H	3.4	238	255	272	289	306	323	340	374	408
Andar 8.500 m/H	8.3	581	622.5	664	705.5	747	788.5	830	913	996
Carpintaria (Serv. Pesado)	2.3	161	172.5	184	195.5	207	218.5	230	253	276
Cavalgar	4.3	301	322.5	344	365.5	387	408.5	430	473	516
Ciclismo (Velódromo)	7.6	532	570	608	646	684	722	760	836	912
Ciclismo (Veloc.Moder.)	2.5	175	187.5	200	212.5	225	237.5	250	275	300
Comer	0.4	28	30	32	34	36	38	40	44	48
Correr	7.0	490	525	560	595	630	665	700	770	840
Costurar a mão	0.4	28	30	32	34	36	38	40	44	48
Costurar a máq.	0.6	42	45	48	51	54	57	60	66	72
Dançar	3.8	266	285	304	323	342	361	380	418	456
Datilografar	1.0	70	75	80	85	90	95	100	110	120
Deitado (dormindo)	0.1	7	7.5	8	8.5	9	9.5	10	11	12
Deitado (repousando)	0.4	28	30	32	34	36	38	40	44	48
Em pé (atento)	0.6	42	45	48	51	54	57	60	66	72
Em pé (repousando)	0.5	35	37.5	40	42.5	45	47.5	50	55	60
Descascar batatas	0.6	42	45	48	51	54	57	60	66	72
Dirigir automóvel	0.9	63	67.5	72	76.5	81	85.5	90	99	108
Escrever	0.4	28	30	32	34	36	38	40	44	48
Fazer crochê	0.4	28	30	32	34	36	38	40	44	48
Fazer exerc. moderado	3.1	217	232.5	248	263.5	279	294.5	310	341	372
Fazer exerc. pesado	7.6	532	570	608	646	684	722	760	836	912
Fazer ginástica	16.0	1120	1200	1280	1360	1440	1520	1600	1760	1920
Galopar	6.7	469	502.5	536	569.5	603	636.5	670	737	804
Jogar basquete	8.0	560	600	640	680	720	760	800	880	960
Jogar futebol	8.8	616	660	704	748	792	836	880	968	1056
Jogar golfe	4.0	280	300	320	340	360	380	400	440	480
Jogar pingue-pongue	4.4	308	330	352	374	396	418	440	484	528
Jogar squash	9.6	672	720	768	816	864	912	960	1056	1152
Jogar tênis	5.7	399	427.5	456	484.5	513	541.5	570	627	684
Jogar vôlei	6.6	462	500	528	561	590	627	660	726	792
Karatê	10.6	742	795	848	901	954	1007	1060	1166	1272
Lavar chão	1.2	84	90	96	102	108	114	120	132	144
Lavar pratos	1.0	70	75	80	85	90	95	100	110	120
Lavar roupas	1.3	91	97.5	104	110.5	117	123.5	130	143	156
Nadar (3.200/hora)	7.9	553	592.5	632	671.5	711	750.5	790	869	948
Patinar	3.5	245	262.5	280	297.5	315	332.5	350	385	420
Pintar móveis	1.5	105	112.5	120	127.5	135	142.5	150	165	180

ATIVIDADE	CAL/KG HORA	PESO DAS PESSOAS-KG								
		70	75	80	85	90	95	100	110	120
Remar em regata	8.0	560	600	640	680	720	760	800	880	960
Serrar madeira	5.7	399	427.5	456	484.5	513	541.5	570	627	684
Serviço de pedreiro	4.7	329	352.5	376	399.5	423	446.5	470	517	564
Tocar acordeão	2.0	140	150	160	170	180	190	200	220	240
Tocar piano	2.5	175	187.5	200	212.5	225	237.5	250	275	300
Tocar órgão	3.0	210	225	240	255	270	285	300	330	360
Tocar violão	2.5	175	187.5	200	212.5	225	237.5	250	275	300
Tocar violino	0.6	42	45	48	51	54	57	60	66	72
Tocar baixo	2.5	175	187.5	200	212.5	225	237.5	250	275	300
Tocar bateria	4.0	280	300	320	340	360	380	400	440	480
Tocar sax	2.0	140	150	160	170	180	190	200	220	240
Tocar flauta	1.8	126	135	144	153	162	171	180	198	216
Tricotar	0.7	49	52.5	56	59.5	63	66.5	70	77	84
Varrer	1.6	112	120	128	136	144	152	160	176	192
Vestir e despir	0.7	49	52.5	56	59.5	63	66.5	70	77	84

Um gasto calórico muito comum é subir e descer escadas, o que poderia suscitar interesse de se saber quantas calorias são gastas nessa atividade. Por depender do fator degraus, tanto para descer como para subir, informamos:

▶ **Subindo escada:** gasta-se 0,036 cal/kg cada quinze degraus.
▶ **Descendo escada:** gasta-se 0,012 cal/kg cada quinze degraus.

Finalmente, ouço ainda uma pergunta muito constante: Quantas calorias são gastas numa transa?

Estimam os especialistas entre 200 a 600 calorias.

Esperamos, com esta relação de atividades e seus respectivos gastos calóricos, ajudá-lo a programar uma vida mais saudável e a compensar pequenos excessos alimentares.

Conclusão

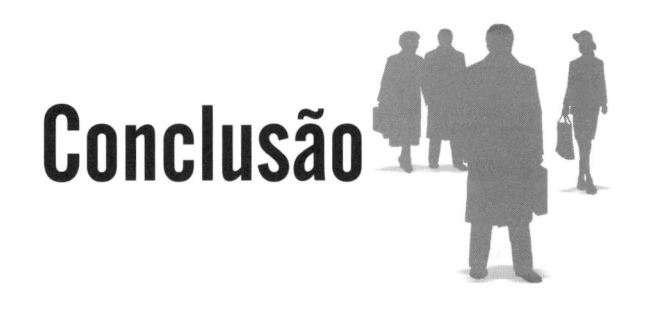

Deixamos patente que, no transcorrer do livro, não recomendamos um processos de emagrecimento.

Nossa intenção foi a de passar para os leitores uma experiência vivida. As dificuldades e as vitórias conseguidas foram pesquisadas, incrementadas e colocadas da maneira mais prática a todos, no sentido de ajudarmos a combater a obesidade.

Achamos muito importante as reflexões indicadas no início, pois serão o ponto de partida para uma boa reeducação alimentar e uma nova maneira de viver.

O método do PDCA poderá ser aplicado não só numa reeducação alimentar, mas, em tudo na vida. Para dar sustentação ao Planejamento, apresentamos muitas informações a fim de garantir o conhecimento e executar um bom plano de emagrecimento.

Gostaríamos de acrescentar que o sucesso de uma pessoa depende do equilíbrio entre as suas saúdes física, mental, econômica, familiar e social. Observem que a obesidade está relacionada a cada um dos cinco itens citados e, se você emagrecer, o sucesso é garantido.

Experimente praticar o que foi sugerido neste planejamento, e verá que para emagrecer, além de benéfico, é também muito gratificante a resposta promovida pelo Marketing Pessoal.

Enfim, aplicar uma ferramenta da Qualidade Total num processo de emagrecimento e colher frutos através do Marketing Pessoal é uma tarefa ousada, criativa e emocionante, que só traz benefícios. Por isso, afirmamos:

Emagrecer Também é Marketing.

Bibliografia

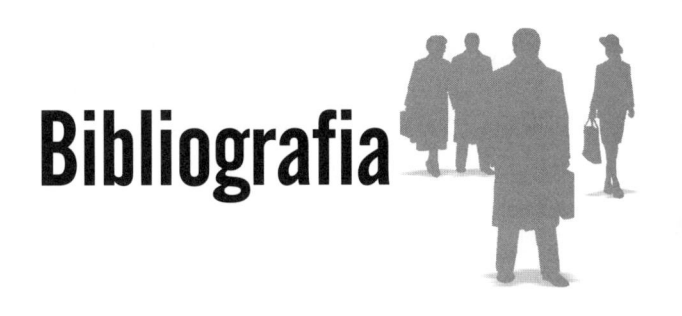

A Lista da Boa Forma
Artigo da revista *Veja* – Editora Abril de 18 de outubro de 1995

A Tabela Mais Completa do Mundo
Mais de 1000 itens com suas calorias
Revista *Corpo a Corpo*, edição nº 81, ano VIII, setembro de 1995

ADIZES, Ichak
Gerenciando as Mudanças
São Paulo: Pioneira, 1993

BANDLER, Richard
Usando a Mente
São Paulo: Summus Editorial Ltda., 1987

CAIRO, Jim
Como Estimular e Cumprir Objetivos
São Paulo: Ed. Market Books

CAMPOS, Vicente Falconi
T.Q.C – *Controle de Qualidade Total (no estilo japonês)*
Belo Horizonte: Bloch Ed., 1992

COELHO, Lúcia Maria Salvia
Epilepsia e Personalidade
São Paulo: Ática, 1975

D'ADAMO, Peter J.
A Dieta do Tipo Sangüíeo
Rio de Janeiro: Editora Campus Ltda., 1998

Dietas – *Mil e Uma Maneiras de Emagrecer*
São Paulo: Editora Nova Cultural, 1995

FOX, Edward L.; BOWERS, Richard W.; FOSS, Mesle L.
Bases Fisiológicas da Educação Física e dos Desportos
Rio de Janeiro: Editora Guanabara Koogan, 1991

FRANCO, Guilherme
Tabela de Composição Química dos Alimentos
Rio de Janeiro/São Paulo: 9ª Edição, Editora Atheneu, 1992

GUYTON, Arthur C.
Tratado de Fisiologia Médica
México: Tercera Edicion, Ed. Interamericana, 1967

HAY, Louise L.
Você Pode Curar sua Vida
São Paulo: Ed. Best Seller, 1984

HELLER, Robert
Marketing Pessoal
São Paulo: MC Graw-Hill: Makron, 1990

JURAN, J.M.
Planejando para a Qualidade
São Paulo: Pioneira, 1990

KOTLER, Philip
Administração de Marketing – Análise, Planejamento, Implementação e Controle
São Paulo: 4ª edição, ATLAS, 1994

LUCA, Silvio Orcesi de
Palestra no *1º Seminário de Qualidade da UNIMED*, em 17 de novembro de 1995, em Campinas, S.P.

LUZ, Daniel C.
Insight 2
São Paulo: DVS Editora Ltda., 2002

MERCATELLI, Rose
Dieta Definitiva
Artigo da revista *Corpo a Corpo* edição nº 81, ano VIII, setembro de 1995

MONTEIRO, Juliana
O Doce que Não Engorda
Artigo da revista *Boa Forma*, edição nº 97, ano 10, nº 7, julho de 1995

MOURA, Mauro Tadeu; SANTOS, Sérgio dos
Como Enfrentar a Obesidade
Campinas: Icone, Editora da UNICAMP, 1988

NABUCO, Cristina
Prisão de Ventre, O Poder da Fibras
Artigo na revista *Corpo a Corpo* – edição Abril de 1994

O'CONNOR, Joseph; SEYMOUR, John
Introdução à Programação Neurolinguística
São Paulo: Summus Editorial Ltda., 1990

PENTEADO FILHO, José Roberto Whitaker
Marketing no Brasil Não é Fácil
Rio de Janeiro: LTC, 1990

RIES, Al; TROUT, Jack
As 22 Consagradas Leis de Marketing
São Paulo: Makron Books, 1993

RIGATTO, Mário
Preceitos Fundamentais para uma Maior Quantidade e uma Melhor Qualidade de Vida
Palestra proferida em 24 de maio 1994 no Clube Caixeiral, Santa Maria, Rio Grande do Sul

SERLET, Ernest
Palestra no *1º Seminário de Qualidade UNIMED*, em 17 de novembro de 1995, em Campinas – S.P.

SILVA, Evaristo Jr
O Controle do Diabético
São Paulo: LEAM, 1970

SIMÕES, Roberto
Marketing Básico
São Paulo: Saraiva, 1981

SPRITZER, Nelson
Pensamento & Mudança
Porto Alegre: Ed. L&PM Editores, 1998

TARANTINO, Mônica
As Idades da Obesidade
Artigo da revista *Corpo a Corpo*, edição de novembro de 1995

TEIXEIRA, Sérgio
Medicina Holística
Rio de Janeiro: Ed. Campus Ltda., 1998

TELES, Antônio Xavier
Psicologia Moderna
São Paulo: Ática, 1978

VALLE, Maristela do
O Peso das Calorias
Artigo da revista *Boa Forma*, edição 97, ano 10, nº 7, julho de 1995

VASCONCELOS, Djalma
Gastrenterologia Prática
São Paulo: Savier, 1970

WENNA, Gracia
Delícias sem Açúcar
Rio de Janeiro: Record, 1995

WESTWOOD, John
O Plano de Marketing
São Paulo: Makron Books, 1991

WILSON, Onslow H.
Glândulas: O Espelho do Eu
Curitiba-PR: Ordem Rosacruz – AMORC, 1985

Impressão e Acabamento
Com fotolitos fornecidos pelo Editor

EDITORA e GRÁFICA
VIDA & CONSCIÊNCIA

R. Agostinho Gomes, 2312 • Ipiranga • SP
Telefax: (11) 6161-2739 / 6161-2670
e-mail: gasparetto@snet.com.br
site: www.gasparetto.com.br

Impressão e Acabamento
Com fotolitos fornecidos pelo Editor

EDITORA e GRÁFICA
VIDA & CONSCIÊNCIA
R. Agostinho Gomes, 2312 • Ipiranga • SP
Telefax: (11) 6161-2739 / 6161-2670
e-mail: gasparetto@snet.com.br
site: www.gasparetto.com.br